―10キロも当たり前!!

やせるお弁当

健康ときれいを叶える

naco

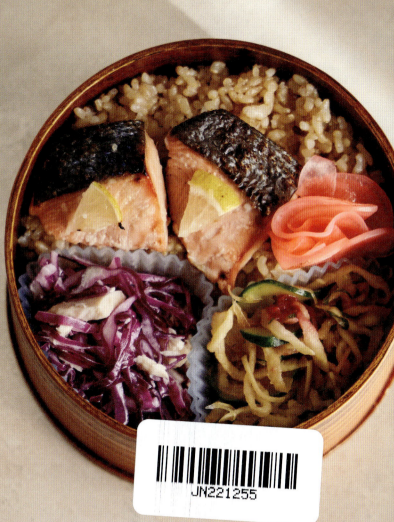

WAVE出版

PROLOGUE

「やせるお弁当」と聞くと、
とっても大変そうに感じられるけれど、
**実は少しの工夫で、普段のお弁当も健康的で、
家族も喜ぶ「やせるお弁当」に大変身するんです。**
しかも、**家族のためにお弁当を作りながら、
私自身も3カ月で10キロもやせました。**
たとえば、野菜をちぎって塩揉みするだけで、
簡単でおいしい副菜ができます。
そこにお酢を加えれば酢漬けに、
さらにオイルを少し加えるとマリネに変身。
そして、魚や肉のタンパク質をプラスすれば、
それだけで満足感のある一品おかずになります。
これらは全て、忙しい日々の中でも簡単に取り入れられる「ひと工夫」。
そんなお弁当のコツを知っておくと、
忙しい日々のお弁当作りがちょっとラクになるかもしれません。
本書では、そんなアイデアをたっぷり詰め込んだ
103品のレシピをご紹介しています。
**お弁当作りを通して、日々の食事がもっと楽しく、
もっと自分らしくなる。**
そんな「やせ習慣」の第一歩となるよう、
心を込めてお届けします。

naco

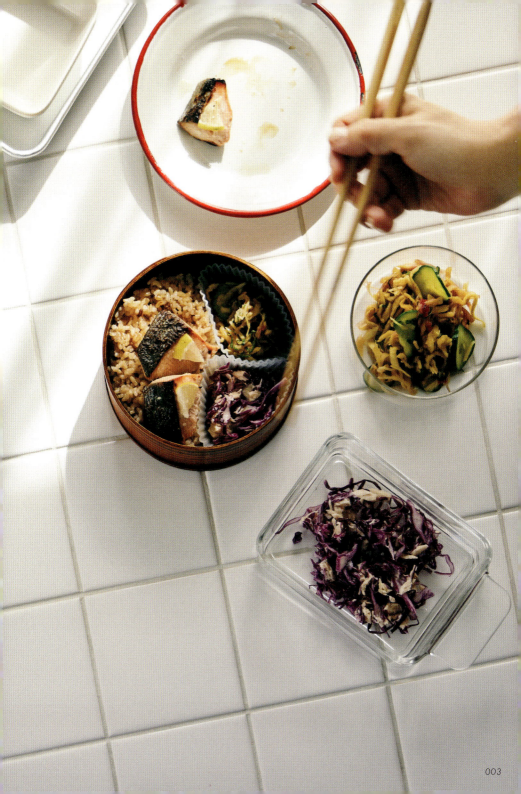

どうしてそんなにやせるの??
無理なく続くnaco弁当

◎ **野菜・タンパク質・玄米の黄金バランスで大満足！**

たっぷりの野菜で食物繊維をしっかり摂りながら、肉や魚、卵、豆類、豆腐など豊富なタンパク質をバランスよく取り入れたヘルシーなお弁当。ボリューム満点なのに無理なく続けられ、がまんせずにおいしく食べられます！

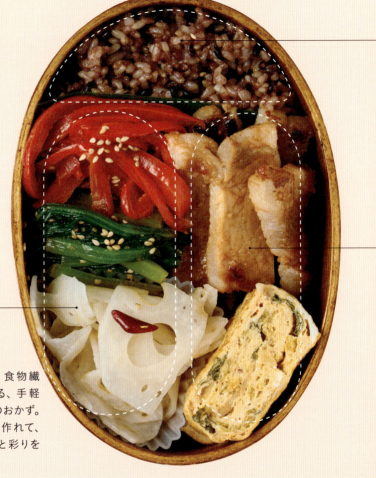

◎ **野菜のおかず**

ビタミン、ミネラル、食物繊維がたっぷり摂れる、手軽でヘルシーな野菜のおかず。忙しい日でもサッと作れて、毎日の食卓に栄養と彩りをプラスします。

「naco弁当」なら、無理ながまんや過度な運動は一切必要ありません。お腹いっぱい食べられるのに、腸内環境が整い、肌もツルツルに！モチベーションを維持しながら、無理なく理想の自分に近付ける、まさに忙しいあなたの味方です。

◎主食は玄米に

主食には、栄養豊富な玄米を1食100gほど取り入れましょう。本書では、黒米を一緒に炊き込んだ「黒米玄米」をオススメ！プラスαの栄養と美しい色合いで、お弁当時間がもっと魅力的に。

◎タンパク質豊富なおかず

卵、豆類、豆腐、お魚やお肉などの高タンパク質なおかずは、筋肉や血液を作る重要な役割を果たします。バランスよく取り入れて、内側から健康的な体を目指しましょう。

◎酢は減塩、ダイエットに効果的

酢を使うことで塩分を控えめにしながら、脂肪燃焼をサポートするアミノ酸や、蓄積した内臓脂肪を減少させる効果のある酢酸を取り入れられます。まさに、酢を使うことは、減塩につながり、ダイエットの強い味方になるというわけです。

◎白砂糖を使わないおかず

白砂糖はカロリーや糖質が高く、過剰に摂取すると中性脂肪として蓄積されてしまいます。一方、やせるお弁当では、てんさい糖を使用しています。てんさい糖にはオリゴ糖が含まれており、腸内細菌の栄養源となって、悪玉菌の増殖を抑制する効果があります。これにより、便秘や下痢の改善も期待できます。

◎栄養豊富な玄米で満腹に

玄米はビタミン、ミネラル、食物繊維が豊富で、便秘解消に効果的です。空腹感を抑える働きがあり、ビタミンB群が糖質の代謝を活発にし、脂肪の蓄積を抑える効果も期待できます。さらに、かみごたえがあるため、よくかむことで満腹感を得やすく、満足感を持続させることができます。

10日間で-2キロも夢じゃない!!
naco弁当を昼に食べる理由

夕食で気をつければダイエットに効果的だと考えている方が
多いかもしれませんが、実は昼食が鍵を握っています。
昼食に「naco弁当」を取り入れることで、ダイエットがぐんと効果的に進むのです。

消化器内科専門医
工藤あき先生

理由1 塩分を控えるとやせる

塩分を摂りすぎると脂肪が蓄積しやすくなり、むくみや肥満の原因になります。でも、塩分を控えるだけで余分な脂肪を減らし、ダイエット効果が期待できます！ 特に昼食は濃い味を求めがちですが、「naco弁当」は酢を活用して塩分控えめなのにしっかり満足感。おいしく食べながら、無理なくやせたい人にぴったりです！

理由2 冷えた炭水化物を食べるとやせる

冷えた状態のごはんを食べるとレジスタントスターチ（腸内細菌のエサになる）が増え、腸内環境を整えることにつながります。腸内環境が整うと、有用菌が短鎖脂肪酸などを作り、代謝が促され太りにくくなります。

昼食を抜くと血糖値が上がりやすくなる　理由3

昼食抜きは夕食後の血糖値を上げるので、忙しくても食べることが望ましいです。また、朝食抜きで昼食を食べたときよりも昼食抜きで夕食を食べたときの方が、血糖値が上がりやすいことがわかっています。

理由4　たっぷりの野菜を昼食に食べるとやせる

昼食の野菜不足は高血圧の原因になりえます。だからこそ、特に野菜たっぷりの「naco弁当」を昼に食べることをオススメします。また、野菜に含まれる食物繊維が便秘を解消し、便通が良くなります。

揚げ物を食べても太りにくい　理由5

昼は中性脂肪の数値が上がりにくいため、揚げ物を食べても問題ありません！「naco弁当」では、油を控えめに使った揚げ焼きや、お肉と豆腐を組み合わせた工夫を凝らした揚げ物を使用しているので、安心して食べられます。

ダイエットの強い味方
黒米玄米のススメ

玄米は健康によいことが多くの研究結果で明らかになっています。
食事を抜くのではなく、食事の中で一度だけ主食を玄米に替えてみてください

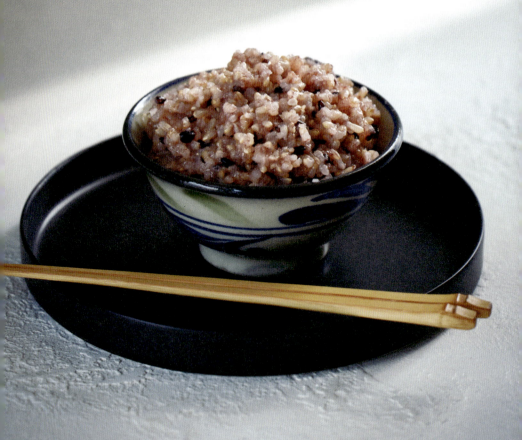

naco流 黒米玄米のおいしい炊き方

洗い方や炊き上がり後の蒸らし時間、黒米の分量で普段よりおいしい玄米を炊こう。
黒米を入れた玄米はしっかりとした味わいのごはんになり、酢飯にしてもおいしくいただけます

材料　3合

玄米 … 3合
黒米 … 40g
塩 … ひとつまみ
水 … 炊飯器の玄米の水量の目盛り通りに

作り方

1. ボウルに玄米を入れて軽く洗い、1回目の水はすぐに捨てる。再び水を入れ、泡立て器で米に傷をつけるようにガシガシとかき混ぜながら洗う。水を捨てて再び水を入れ、同様にガシガシと洗う。
2. 1時間以上浸水させる（できれば8時間ほど浸水させる）。
3. ざるにあげて水気をしっかり切る。
4. 玄米と黒米、塩を炊飯器の内釜に入れ、玄米の3合の目盛りまで水を入れ、玄米炊飯モードで炊く。
5. 炊き上がったら30分ほど蒸らしたあと、しゃもじで米を切るように混ぜる。炊き上がりはすぐに蓋を開けずに30分ほど蒸らすことで、中の水分や温度がなじんで安定し、よりおいしくなります。

POINT

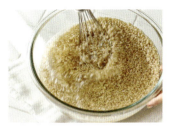

泡立て器でガシガシとかき混ぜると、玄米に傷がつき水分が浸透しやすくなって柔らかく炊き上がります。

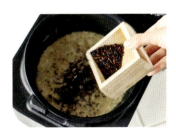

黒米を入れた玄米は美しい紫色になり、しっかりとした味わいになります。

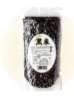

MEMO ［黒米］
ビタミンB1やB2が豊富で、脂肪燃焼を助けてくれます。食物繊維も豊富なため、腸内環境を整え、糖質の吸収も抑えてくれます。

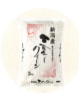

MEMO ［玄米］
玄米のカロリーは白米とほぼ同じですが、玄米には茶色いぬかがついています。ぬかの部分にはビタミン、ミネラル、食物繊維といった栄養素が詰まっています。

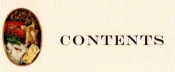

CONTENTS

- 002 PROLOGUE
- 004 どうしてそんなにやせるの?? 無理なく続くnaco弁当
- 006 10日間で−2キロも夢じゃない!! naco弁当を昼に食べる理由
- 008 naco流 黒米玄米のおいしい炊き方
- 014 この本の構成 この本の使い方

015 PART 1
10日間で目指せ−2キロの 野菜たっぷりnaco弁当

- 016 **DAY1 レモン生姜塩麹チキン弁当**
- 017 レモン生姜塩麹チキン／ミックスビーンズのカレー炒め／ブロッコリーのナムル
- 018 昆布とにんじんの煮付け／オリーブの卵焼き
- 019 **DAY2 豚肉コチジャン麹ソテー弁当**
- 020 豚肉コチジャン麹ソテー／小松菜のナムル
- 021 赤パプリカのナムル／キムチの卵焼き／蓮根の酢漬け
- 022 **DAY3 鮭とまいたけのオイスターソース炒め弁当**
- 023 鮭とまいたけのオイスターソース炒め／大葉と紫キャベツの梅和え
- 024 ホタテの磯辺焼き／ブロッコリー明太マヨ和え／切り干し大根の酢漬け
- 025 **DAY4 エビとなすのピーナッツ炒め弁当**
- 026 エビとなすのピーナッツ炒め／いんげんのかつおぶし和え／さつまいものオレンジ煮
- 027 セロリとチキンのマリネ／サラダチキンの作り方／ズッキーニのくるくる巻き
- 028 **DAY5 サラダボウル**
- 029 スライスアボカドチリパウダー／木綿豆腐のごま和え
- 030 紫キャベツのナムル／白いドレッシング
- 031 **DAY6 大満足サラダボウル**
- 032 きのこのマリネ／レモンドレッシング
- 033 大満足サラダボウルの作り方

034	DAY7	人気上昇中！ ファラフェル弁当
035		ひよこ豆のファラフェル
036		キャベツのしば漬け和え／ツナひじき
037		蓮根の青のりがけ／いんげんのみりん焼き白ごま和え
038	DAY8	スープジャー弁当
039		一番やせたトマトスープ
040	DAY9	枝豆のファラフェル弁当
041		枝豆のファラフェル／にんじんのグレープフルーツマリネ
042		ごぼうとしいたけの甘辛煮／カニカマの卵焼き／茗荷みそ
043	DAY10	片手で食べられるラップサンド弁当
044		紫キャベツの塩揉み／にんじんのナムル／ほうれん草のナムル
045		甘辛豆板醤チキン／コチマヨドレッシング／ 甘辛豆板醤チキンのヘルシーラップサンド
046		COLUMN　〈漬物レシピ〉　セロリの浅漬け／赤大根の浅漬け

047　PART 2

ゆるっとやせる お肉とお魚のおかず

048	鶏の明太大葉ロール
050	ヘルシー唐揚げジャマイカ風
052	鶏ササミとパセリの和えもの
053	鶏ササミのカレー炒め
054	蓮根鶏バーグ
056	鶏手羽中の黒酢煮
058	SIDE DISH COMBINATION 1 鶏の明太大葉ロール／ブロッコリーのアンチョビ炒め／ レッドキドニービーンズとかぼちゃのサラダ／黒米玄米
059	SIDE DISH COMBINATION 2 ヘルシー唐揚げジャマイカ風／2色パプリカのマリネ／ ピンクがかわいいうずらの卵／セロリの浅漬け
060	牛ごぼう巻き煮
061	牛肉のプルコギ
062	ピリ辛豚しゃぶ
063	豚肉のブロッコリースプラウト巻き

064	**SIDE DISH COMBINATION 3**	
	牛肉のプルコギ／蓮根のゆかり酢漬け／高野豆腐ひじき／赤大根の浅漬け	
065	**SIDE DISH COMBINATION 4**	
	豚肉のブロッコリースプラウト巻き／キャロットラペ／高野豆腐の卵焼き／黒米玄米	
066	鮭のレモン塩麹焼き	
067	鮭のみそコーン	
068	サバ缶のトマト煮	
069	サバ缶バーグ	
070	サンマの蒲焼き	
071	イワシ缶の梅煮	
072	タコポキ	
073	エビチリ	
074	**SIDE DISH COMBINATION 5**	
	鮭のレモン塩麹焼き／紫キャベツとツナのコールスロー／さっぱりおかずの切り干し大根／赤大根の浅漬け	
075	**SIDE DISH COMBINATION 6**	
	サバ缶のトマト煮／オクラのレモンマリネ／くるま麩の唐揚げ／黒米玄米	
076	**COLUMN** 〈ふりかけ〉 鮭とあおさのりのふりかけ／じゃことおかかのりのふりかけ	

PART 3

ゆるっとやせる 野菜のおかず

078	キャロットラペ
079	バターを使わないにんじんグラッセ
080	里芋コロコロ
081	里芋のきなこ団子
082	ピーマンのナムル
083	2色パプリカのマリネ
084	ほうれん草と豆のトマト煮
085	ベーコンとほうれん草のバルサミコ酢炒め
086	しいたけのおから詰め
087	まいたけの姿焼き
088	蓮根のゆかり酢漬け
089	シャキシャキ蓮根サラダ
090	キャベツのカレー炒め
091	紫キャベツとツナのコールスロー

092		オクラのレモンマリネ
093		ズッキーニと干しエビのペペロンチーノ
094		アスパラの粒マスタード和え
095		ブロッコリーのアンチョビ炒め
096		かぶのピリ辛サラダ
097		かぶの葉と油揚げの高菜炒め
098	COLUMN	〈常備したい隙間つめアイテム〉

099　PART 4
ゆるっとやせる 卵・乾物・豆のおかず

100		高野豆腐の卵焼き
101		アボカドのオムレツ
102		ピンクがかわいいうずらの卵／うずらの卵のしょうゆ漬け
103		高野豆腐ひじき
104		くるま麸の唐揚げ
105		さっぱりおかずの切り干し大根
106		レッドキドニービーンズとかぼちゃのサラダ
107		ひよこ豆のツナスティック春巻き
108	COLUMN	〈ピクルス〉　ビーツのピクルス／いろいろ野菜のピクルス

109　PART 5
時間がないときのお弁当

110		ケールとサバのワンパンのっけ弁当
112		ブロッコリーとキクラゲ、鶏ひき肉の炊き込みごはんむすび
114		さつまいもとまいたけ、豚肉の炊き込みごはんむすび
116		ピリ辛野菜の春雨スープ
117		エビとごろごろ野菜の豆乳カレースープ
118	COLUMN	〈スイーツ〉　ブルーベリーチアシードプディング
120	COLUMN	〈スイーツ〉　にんじんケーキ
122	COLUMN	〈nacoお気に入り調味料〉
124	INDEX	
126	EPILOGUE	

| この本の構成 | 忙しい日常でも「おいしい」「簡単」「健康的」にやせられるお弁当レシピ集です。3部構成で初心者にも始めやすく、夕食準備のついでに作れる手軽さが魅力。栄養バランスもバッチリで、満足感たっぷりなのに無理なくカロリーを抑えられるレシピが満載！

PART1　P15～P45

10日間で目指せ－2キロの
野菜たっぷりnaco弁当

最初のステップは、とにかく早くやせたい人のための「10日間プログラム」。手間をかけずに効率よくやせられるメニューが充実しています！

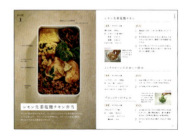

PART2, 3, 4　P47～P107

ゆるっとやせる
バランスおかず

PART 2のお肉またはお魚、PART 3の野菜、PART 4の卵・乾物・豆のおかずの中から、それぞれ1品ずつ選ぶだけで、やせ効果の高いバランスの良いお弁当が完成します。

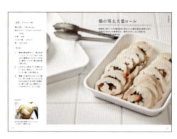

PART5　P109～P117

時間がないときのお弁当

時間がなくあわただしい朝にも対応した「1品弁当」レシピを集めました。手軽さを重視しつつ、栄養バランスもばっちり。短時間で完成するのに、理想の体型づくりをサポートしてくれます。

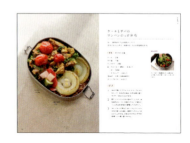

〈この本の使い方〉

- 大さじ1＝15㎖、小さじ1＝5㎖です。
- おろしニンニクやおろし生姜は、市販のチューブタイプで代用できます。目安として、ニンニク1片分＝3㎝、生姜1片分＝3㎝を使用してください。
- 鶏がらスープの素は粉末タイプを使用しています。
- 洋風スープの素は固形タイプを使用しています。粉末タイプを使用する場合は、1個あたり約5gとなります。
- 「だし汁」と記載している場合は、ご家庭でお使いのだし汁（または市販のだしパックを使用したもの）を説明書のとおりに使ってください。
- オリーブオイルは、生食用にはエクストラバージンオリーブオイル、加熱用にはオリーブオイルと使い分けています。
- 電子レンジの加熱時間は500Wを基準としています。600Wの場合は加熱時間を0.8倍にすることを目安にしてください。ただし、機種や食材の状態によって仕上がりが異なる場合がありますので、様子を見ながら調整してください。
- オーブンの機種によって焼き上がりに差が出る場合があります。レシピを目安にしながら、お使いのオーブンに合わせて調整してください。

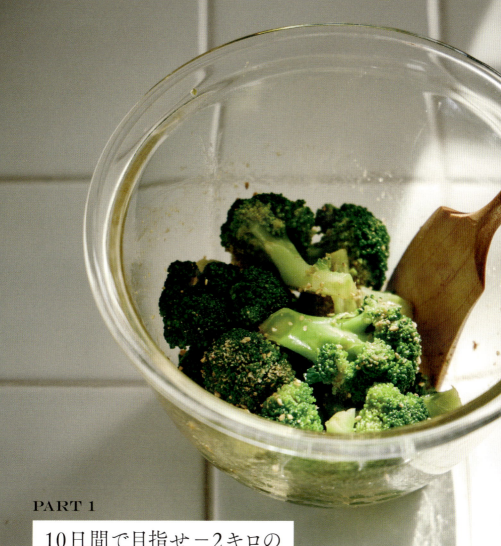

PART 1

10日間で目指せ－2キロの
野菜たっぷり naco 弁当

ダイエット中のランチが楽しみになるほど品数が豊富。
野菜とタンパク質のバランスも抜群です。
こんなに食べても大丈夫？ 心配になるほどボリューム満点で、
いつ食べてもおいしく華やかなお弁当

DAY 1

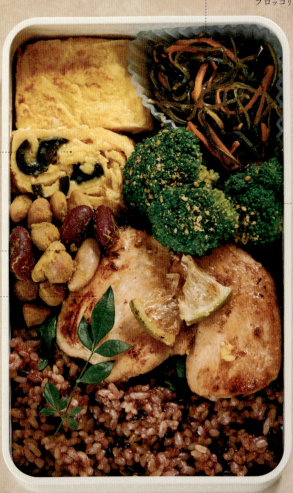

昆布とにんじんの煮付け
ブロッコリーのナムル
オリーブの卵焼き
ミックスビーンズの
カレー炒め
レモン生姜塩麹チキン
黒米玄米
→ P8

レモン生姜塩麹チキン弁当

タンパク質が多めのお弁当。さっぱりとしたレモン生姜塩麹チキンは、とっても柔らか！ オリーブ入りの卵焼きは、オリーブの塩気と酸味、卵のまろやかさが絶妙なバランス

レモン生姜塩麹チキン

材料　作りやすい分量

鶏むね肉 … 200g
A｜レモン（輪切り）… 1枚
　｜おろし生姜 … 小さじ1
　｜塩麹 … 小さじ2
ひまわり油 … 大さじ1

POINT

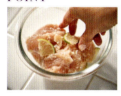

鶏肉とAの材料をよくなじむように手で混ぜ合わせます。

作り方

1. 鶏肉は一口大、レモンは4等分にカットしておく。
2. Aの材料をボウルに入れよく混ぜる。1を入れよくなじませて、15分以上冷蔵庫でねかせる。
3. 中火で熱したフライパンにひまわり油をひき、2の鶏肉を皮目から焼いて、焼き色が付いたら裏返して焼く。

ミックスビーンズのカレー炒め

材料　作りやすい分量

ミックスビーンズ（冷凍）… 300g
A｜カレー粉 … 小さじ1
　｜クミンシード … 小さじ1/2
オリーブオイル … 大さじ1/2

作り方

1. 中火で熱したフライパンにオリーブオイルをひき、ミックスビーンズを2分ほど炒める。
2. 1にAを入れさっと炒める。

ブロッコリーのナムル

材料　作りやすい分量

ブロッコリー … 1株
A｜ごま油 … 大さじ1
　｜しょうゆ … 大さじ1/2
　｜鷹の爪 … 少々
すりごま（白）… 少々

POINT

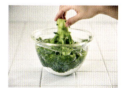

ブロッコリーは、ボウルの中で逆さまにして洗うと、房に詰まったゴミなどが取れやすいです。

作り方

1. ブロッコリーを食べやすい大きさにカットし、鍋で湯を沸かし、塩（分量外）を入れ、2分半ほど茹でよく水気を切る。
2. ボウルにAを入れよく混ぜ、1を入れて和え、すりごまをふりかける。

DAY 1

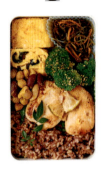

レモン生姜塩麹チキン弁当

昆布とにんじんの煮付け

材料 作りやすい分量

にんじん … 70g
切り昆布 … 200g
A | だし汁 … 150㎖
  | みりん … 大さじ1
  | 薄口しょうゆ … 大さじ2
  | 料理酒 … 大さじ2

作り方

1 切り昆布を水で洗い食べやすい長さにカットしておく。にんじんを千切りにしておく。

2 鍋にAを入れ沸騰したら1を加え、中火で水分がなくなるまで煮る。

POINT

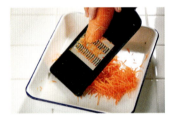

にんじんは、スライサーを使って千切りをすると時短になります。

オリーブの卵焼き

材料 作りやすい分量

卵（Mサイズ）… 2個
黒オリーブ … 5粒
白だし … 小さじ½
オリーブオイル … 大さじ1/2

作り方

1 卵をボウルに溶きほぐし、白だしを入れよく混ぜ、半分にカットしたオリーブを入れてさらに混ぜる。

2 中火で熱した卵焼き器にオリーブオイルをひき、1の卵液の半分を流し入れ表面がフツフツしてきたら奥から手前に卵を巻き端に寄せる。残りの卵液をフライパンに流し入れ、表面がフツフツしてきたらくるくると巻き形を整える。

DAY 2

PART 1

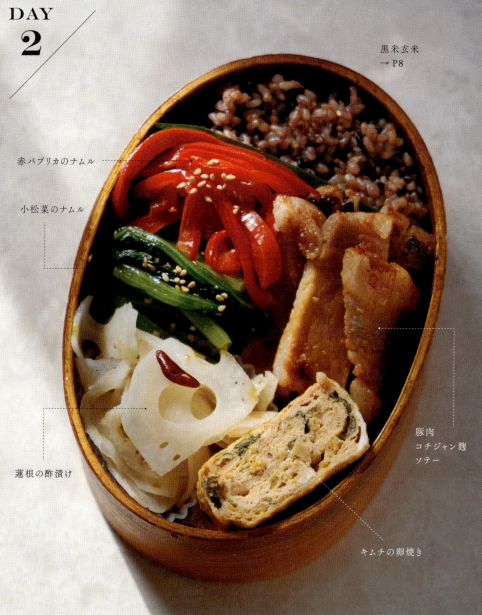

- 黒米玄米 → P8
- 赤パプリカのナムル
- 小松菜のナムル
- 蓮根の酢漬け
- 豚肉コチジャン麹ソテー
- キムチの卵焼き

豚肉コチジャン麹ソテー弁当

豚肉メインのお弁当。豚肉には脂肪を燃焼しやすくするアミノ酸のひとつカルニチンが多く含まれているので代謝アップにも効果的！

DAY 2

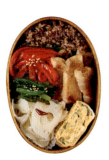

豚肉コチジャン麹弁当

豚肉コチジャン麹ソテー

材料 作りやすい分量

豚ロース肉 … 100g
A │ 塩麹 … 小さじ1
  │ コチジャン … 小さじ1
ひまわり油 … 大さじ1/2

作り方

1　フォークなどで穴をあけた豚肉に混ぜ合わせたAを塗り込み、1時間以上漬け込む（理想は冷蔵庫で一晩）。

2　中火で熱したフライパンにひまわり油をひき、1の豚肉を3分焼き、裏返してさらに3分ほど焼く。火を止め、蓋をして6分やすませる。

3　2の豚肉を3cm幅にカットする。

POINT

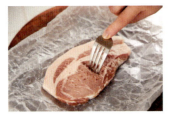

フォークで穴をあける際には、味がなじむようにしっかりフォークを奥まで刺します。

小松菜のナムル

材料 作りやすい分量

小松菜 … 1束
A │ ごま油 … 大さじ1
  │ しょうゆ … 大さじ1/2
  │ 塩 … 適量
白ごま … 適宜

作り方

1　小松菜を5cmほどの長さにカットし、塩（分量外）を入れて湯を沸かした鍋で、さっと茹でよく水気を切る。

2　ボウルにAを入れてよく混ぜ、1を入れて和える。お好みで白ごまをふりかける。

赤パプリカのナムル

材料　作りやすい分量

赤パプリカ … 1個
A│ごま油 … 大さじ1
　│しょうゆ … 大さじ1/2
　│塩 … 適量
白ごま … 少々

作り方

1　パプリカを千切りにし、塩（分量外）を入れて湯を沸かした鍋で30秒ほど茹で、水気を切る。

2　ボウルにAを入れよく混ぜ、1を入れて和え、白ごまをふりかける。

キムチの卵焼き

材料　作りやすい分量

卵（Mサイズ）… 2個
大葉 … 2枚
キムチ … 15g
白だし … 小さじ1/2
ひまわり油 … 大さじ1/2

作り方

1　卵をボウルに溶きほぐし、白だしを入れよく混ぜる。大葉とキムチは刻んでおく。

2　中火で熱した卵焼き器にひまわり油をひき、1の卵液の半分を流し入れ表面がフツフツしてきたら真ん中に1の大葉とキムチをのせ、奥から手前にぐるりと巻き端に寄せる。残りの卵液を卵焼き器に流し入れ、表面がフツフツしてきたらくるくると巻き形を整える。

蓮根の酢漬け

材料　作りやすい分量

蓮根 … 100g
酢 … 小さじ1（蓮根を茹でる用）
A│赤唐辛子 … 1本
　│寿司酢 … 60㎖

作り方

1　蓮根は皮をむき2mmほどの薄切りにする。酢を入れた水を沸騰させ、蓮根をさっと茹でたらざるにあげ冷ます。

2　保存容器にAを入れ、1の蓮根を入れて漬ける。

DAY 3

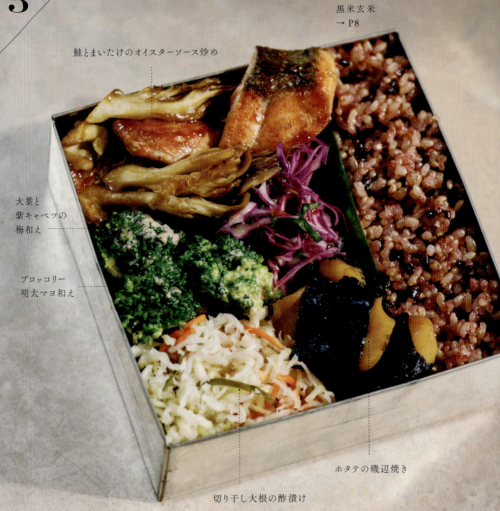

- 鮭とまいたけのオイスターソース炒め
- 黒米玄米 →P8
- 大葉と紫キャベツの梅和え
- ブロッコリー明太マヨ和え
- 切り干し大根の酢漬け
- ホタテの磯辺焼き

鮭とまいたけの オイスターソース炒め弁当

鮭に含まれるEPAやDHAは脂肪燃焼を促進し、きのこの食物繊維は満腹感を与え腸内環境も整えてくれます！ まさに最強弁当！

鮭とまいたけのオイスターソース炒め

(材料) 2人分

鮭 … 2切れ
まいたけ … 1パック
オイスターソース … 大さじ1
ひまわり油 … 大さじ1

(作り方)

1　鮭はそれぞれ3等分に切り、まいたけは食べやすい大きさに裂いておく。

2　中火で熱したフライパンにひまわり油をひき、鮭とまいたけを入れ色よく焼く。火が通ったらオイスターソースを加え絡める。

POINT

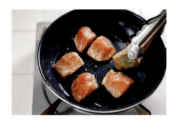

鮭は皮目から焼くことできれいな焼き色が付きます。

大葉と紫キャベツの梅和え

(材料) 作りやすい分量

紫キャベツ（キャベツでも可）
　… 200g
大葉 … 5枚
梅干し※ … 1個
塩 … 小さじ1

※調味梅干し（蜂蜜漬けやかつおだし漬け）でないもの

(作り方)

1　大葉は千切りにし、梅干しは種をとり刻んでおく。

2　紫キャベツは千切りにして塩揉みをし、水分を切り、1と和える。

POINT

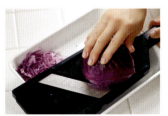

紫キャベツは、スライサーで千切りすると時短になります。

DAY 3

鮭とまいたけのオイスターソース炒め弁当

ホタテの磯辺焼き

材料 作りやすい分量

ホタテ … 6個
のり（全形）… 1枚
A｜みりん … 小さじ1
　｜しょうゆ … 小さじ1
ひまわり油 … 大さじ1/2

作り方

1. のりを6等分にカットする。
2. ホタテに1ののりを巻き、のりの巻き終わりを下にし、ひまわり油をひいたフライパンに入れて弱火で両面を焼く。Aを入れて煮詰める。

MEMO
冷凍のホタテを解凍して使う場合には、キッチンペーパーなどで水気を切ります。

ブロッコリー明太マヨ和え

材料 作りやすい分量

ブロッコリー … 1株
A｜明太子（チューブでもほぐしたものでも可）… 大さじ1
　｜マヨネーズ … 大さじ1
塩 … 小さじ1

作り方

1. ブロッコリーを食べやすい大きさに切り、塩を入れて湯を沸かした鍋で2分半ほど茹で、よく水気を切る。
2. ボウルにAを入れてよく混ぜ、1を入れ和える。

切り干し大根の酢漬け

材料 作りやすい分量

切り干し大根（乾燥）… 20g
にんじん … 40g
きゅうり … 40g
A｜酢 … 100ml
　｜てんさい糖 … 大さじ2
　｜塩 … 小さじ1/2

作り方

1. 切り干し大根は水でもどして食べやすい長さに切っておく。にんじんときゅうりは千切りにする。
2. Aをボウルに入れて混ぜる。1を入れて和え、30分以上漬けておく。

DAY 4

PART 1

いんげんの
かつおぶし和え

ズッキーニのくるくる巻き

エビとなすのピーナッツ炒め

セロリとチキンのマリネ

さつまいものオレンジ煮

黒米玄米
→ P8

エビとなすの
ピーナッツ炒め弁当

メインはエビのタンパク質！　なすのポリフェノールと
ピーナッツの脂質が美容と健康に効果的！

025

DAY 4　エビとなすのピーナッツ炒め

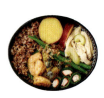

エビとなすのピーナッツ炒め弁当

材料　作りやすい分量

むきエビ … 大きめ8尾
なす … 1本
A｜無糖ピーナッツバター … 大さじ1
　｜みりん … 大さじ1
　｜水 … 50㎖
　｜一味唐辛子 … 適量
ひまわり油 … 大さじ1/2

作り方

1　ボウルにAを入れてよく混ぜる。なすの皮をピーラーで縞目にむき、一口大に切る。
2　中火で熱したフライパンにひまわり油をひき、エビとなすを炒める。
3　2にAを入れて煮絡め、火が通ったらバットなどに移して冷ます。

POINT

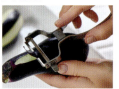

なすの皮を縞目にむくことで、火が通りやすく、味もなじみやすくなります。

いんげんのかつおぶし和え

材料　作りやすい分量

いんげん … 1パック
かつおぶし … 1パック

作り方

1　いんげんは筋をとり、半分にカットしておく。
2　塩（分量外）を入れて湯を沸かした鍋で1を2分ほど茹でる。湯からあげたら熱いうちにかつおぶしと和える。

さつまいものオレンジ煮

材料　作りやすい分量

さつまいも … 300g
水 … 300㎖
オレンジジュース（果汁100%） … 200㎖
蜂蜜 … 大さじ2

作り方

1　さつまいもはよく洗い、皮付きのまま1㎝の輪切りにし、水に5分ほどさらし水気を切る。
2　鍋に分量の水を入れて沸かし1のさつまいもを2分ほど茹で、一旦ざるにあげる。
3　鍋に蜂蜜とオレンジジュース、2を加え、弱火で15分ほど煮詰める。

セロリとチキンのマリネ

材料　作りやすい分量

セロリ … 100g
サラダチキン※ … 50g（市販のものでも可）
A｜エクストラバージンオリーブオイル
　　　… 大さじ2
　　白ワインビネガー … 大さじ1/2
　　レモン果汁 … 大さじ1/2
　　塩、こしょう … 各少々

作り方

1　セロリは筋をとり4cm幅の斜め薄切り、サラダチキンは食べやすい大きさに裂き、ボウルに入れておく。
2　Aを1のボウルに加えよく和える。

※サラダチキンの作り方

材料　作りやすい分量

鶏むね肉 … 300g

作り方

① 鶏肉は、2枚に薄くスライスし、厚みを均一にする。
② 鍋で湯を沸かし、①を入れて3分ほど茹で、火を止めて蓋をし、約20分そのまま放置する。
③ 冷めたら、手で食べやすい大きさに裂く。

POINT

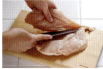

加熱する前に薄く2枚にスライスすることで、火が通りやすくなります。

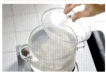

火を止めて蓋をし、余熱でじっくり火を通すことで、しっとり柔らかいサラダチキンになります。

ズッキーニのくるくる巻き

材料　作りやすい分量

ズッキーニ … 1本
カニカマ … 1パック
塩 … 小さじ1

作り方

1　ズッキーニをピーラーで縦に薄くスライスし、塩をふって5分ほどおく。
2　1の水気をしっかり切り、ズッキーニの幅に切りそろえたカニカマをのせ、端からくるくると巻く。

MEMO　［カニカマ］
低カロリー、低脂質で良質なタンパク質が豊富に含まれており、ビタミンB12やカルシウムなどの栄養素も豊富。ダイエット中に積極的にとりたい食材です。

DAY 5

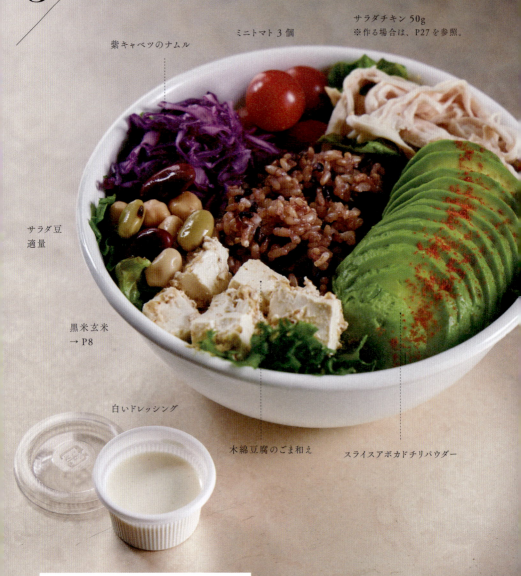

- 紫キャベツのナムル
- ミニトマト3個
- サラダチキン 50g
  ※作る場合は、P27を参照。
- サラダ豆 適量
- 黒米玄米 → P8
- 白いドレッシング
- 木綿豆腐のごま和え
- スライスアボカドチリパウダー

サラダボウル

野菜をメインにガッツリ食べるサラダ弁当は彩り豊かな野菜や穀物、タンパク質たっぷりのヘルシーで満足感の高いお弁当

スライスアボカドチリパウダー

材料 作りやすい分量

アボカド … 1/2個
チリパウダー … 適量

作り方

1 アボカドは皮をむき薄くスライスする。
2 1の上からチリパウダーをふりかける。

木綿豆腐のごま和え

材料 作りやすい分量

木綿豆腐 … 1丁
A｜ねりごま (白) … 大さじ1
　｜お湯 … 大さじ1
　｜みそ … 小さじ1
　｜白ごま … 大さじ1

作り方

1 木綿豆腐は重石をのせて冷蔵庫で一晩おいておく。水気をよく切り、角切りにしボウルに入れる。
2 別のボウルにAを入れてよく混ぜ、1と合わせる。

POINT

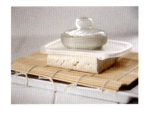

豆腐の上に、キッチンペーパー、保存容器の蓋、重石の順でのせます。豆腐の下には、巻きすを置き、その下に網、お皿を置くと水気がしっかり切れます。

MEMO

時間がない場合には、豆腐をキッチンペーパーで包み、500Wの電子レンジで5分温め、水気を切る。粗熱をとってから和えないと豆腐が崩れてしまうので、注意してください。

DAY 5

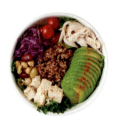

サラダボウル

紫キャベツのナムル

材料　作りやすい分量

紫キャベツ (キャベツでも可)
　… 100g
A 鶏がらスープの素
　　… 小さじ1
　ごま油 … 小さじ1
塩 … 適量

作り方

1　紫キャベツを千切りにし、さっと水洗いしたら水気を切っておく。
2　ボウルに1と塩を入れ軽く揉み、Aを加えて和える。

白いドレッシング

材料　作りやすい分量

マヨネーズ … 大さじ1
米酢 … 小さじ1
塩、こしょう … 各少々

作り方

1　全ての材料をよく混ぜる。

MEMO
お弁当に詰める際には、黒米を中央に入れたら葉物のベビーリーフを入れ、それぞれの材料を順番に入れる。ドレッシングを小さな容器に入れて添える。

MEMO　[サラダ豆]
食物繊維が豊富な豆類である大豆やひよこ豆などが簡単にとれるので、常備したい食材。

DAY 6 / 大満足サラダボウル

PART 1

オリーブやケール、ナッツを入れてダイエットに理想的な
スーパーフードトリオでお弁当を作りました！

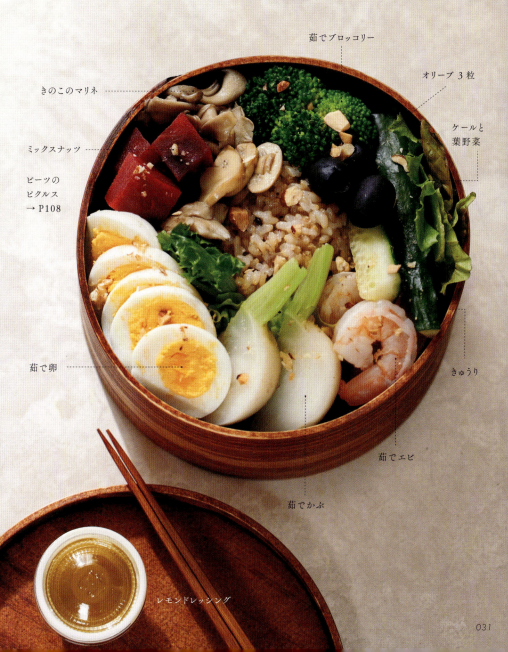

- 茹でブロッコリー
- オリーブ 3粒
- きのこのマリネ
- ケールと葉野菜
- ミックスナッツ
- ビーツのピクルス → P108
- 茹で卵
- きゅうり
- 茹でエビ
- 茹でかぶ
- レモンドレッシング

DAY 6

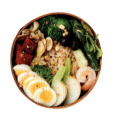

大満足サラダボウル

きのこのマリネ

材料 作りやすい分量

マッシュルーム … 1パック
まいたけ … 1パック
オリーブオイル … 大さじ1
米酢 … 50㎖

作り方

1 マッシュルームはスライスし、まいたけは食べやすい大きさに裂いておく。

2 中火で熱したフライパンにオリーブオイルをひき1を炒める。米酢を加え沸騰したら火を止める。

レモンドレッシング

材料 作りやすい分量

オリーブオイル … 大さじ2
レモン果汁 … 大さじ1

作り方

1 全ての材料をよく混ぜる。

大満足サラダボウルの作り方

材料 1人分

きのこのマリネ … 20g
茹で卵（輪切りにしたもの）… 1個分
ブロッコリー（塩茹でしたもの）… 30g
茹でエビ … 2尾
かぶ（8等分のくし形切り塩茹でしたもの）… 1/4個分
きゅうり … 20g
ミックスナッツ（包丁で刻んだもの）… 大さじ1
ケールと葉野菜（洗って水気を切ったもの）… 40g
オリーブ … 3粒
玄米 … 100g
レモンドレッシング … 適量

作り方

1. お弁当箱に玄米を入れ、その上にケールと葉野菜をしく。
2. 1の上に、きのこのマリネ、茹で卵、ブロッコリー、茹でエビ、かぶ、きゅうり、オリーブを並べてミックスナッツを散らす。お好みでビーツのピクルス（P108）をのせる。ドレッシングをかけながら食べる。

POINT

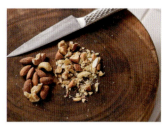

刻んだミックスナッツがおかずやドレッシングと絡まり、おいしく食べられます。

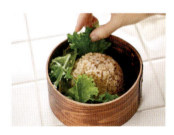

お弁当箱に入れるときは、葉野菜を下にしくとドレッシングの味がなじみやすくなります。

DAY 7

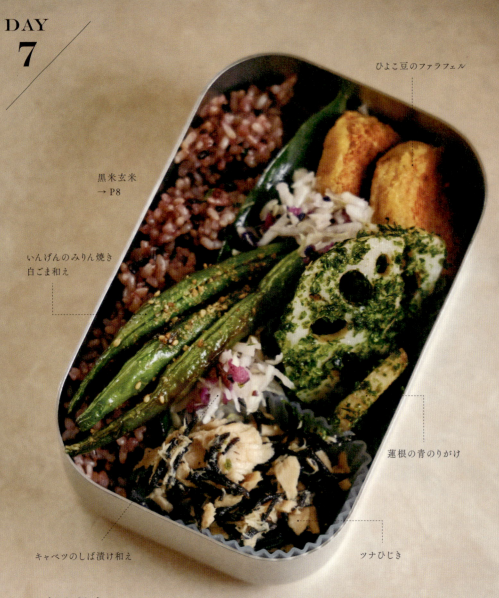

ひよこ豆のファラフェル

黒米玄米
→ P8

いんげんのみりん焼き
白ごま和え

蓮根の青のりがけ

キャベツのしば漬け和え

ツナひじき

人気上昇中！

ファラフェル弁当

ファラフェルは中東や地中海地域で広く食べられている
伝統的な料理でひよこ豆やそら豆を使ったコロッケです

ひよこ豆のファラフェル

材料 作りやすい分量

ひよこ豆の水煮 … 200g
玉ねぎ … 50g
ニンニク … 1片
A クミンシード … 5g
　コーンスターチ … 15g
　塩 … 2g
ひまわり油 … 大さじ2

作り方

1 ひよこ豆の水煮は水洗いをしてぬめりをとり、しっかり水気を切っておく。

2 フードプロセッサーに小さめにカットした玉ねぎとニンニクを入れ、30秒ほど回す。1とAを加え、さらに30秒ほど回す（ひよこ豆の形が残るくらい）。

3 2を30gずつとり、500円玉大の丸形にする。

4 中火に熱したフライパンにひまわり油をひき、3を両面がこんがりときつね色になるまで揚げ焼きにする。

POINT

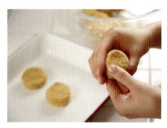

空気を抜くように握りながら、形を作る。

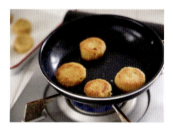

少なめの油で揚げ焼きにすることでカロリーオフに。

多めに焼いて、冷凍しておくと便利。食べるときは、電子レンジで温めましょう。

MEMO

［ひよこ豆］
ひよこ豆は、タンパク質や食物繊維が豊富なので、ダイエット中は特にオススメ。

DAY 7

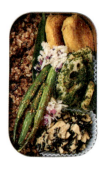

ファラフェル弁当

キャベツのしば漬け和え

材料　作りやすい分量

キャベツ … 300g
しば漬け … 10g

作り方

1　キャベツを千切りにし、ポリ袋に入れる。
2　しば漬けを細かく刻み、1の袋に入れ揉む。
3　水気をしっかり切る。

ツナひじき

材料　作りやすい分量

ひじき（乾燥）… 30g
ツナ缶（ノンオイル）… 1缶
A｜白だし … 大さじ1
　｜水 … 150㎖

作り方

1　ひじきを水でもどし、ざるにあげて水気を切っておく。
2　鍋に1とA、ツナ缶の汁だけを入れ、中火で7～8分ほど煮る。さらにツナの身を加えて水分がなくなるまで煮る。

蓮根の青のりがけ

材料 作りやすい分量

蓮根 … 200g
青のり … 大さじ2
塩 … 小さじ1
オリーブオイル … 大さじ1

作り方

1 蓮根は皮をむき5㎜厚の輪切りにして水にさらし、よく水気を切る。
2 中火で熱したフライパンにオリーブオイルをひき、1の蓮根を両面焼く。
3 ポリ袋に粗熱をとった2と青のり、塩を入れる。袋をふって全体にまぶす。

いんげんのみりん焼き白ごま和え

材料 作りやすい分量

いんげん … 1パック
ごま油 … 小さじ1
A│しょうゆ … 小さじ1
　│みりん … 小さじ1
白ごま … 小さじ1

作り方

1 いんげんは筋をとっておく。
2 中火で熱したフライパンにごま油をひき、いんげんを炒める。鮮やかな緑色に変わったら、Aを入れ、調味料の水分がなくなるまで炒め、白ごまを和える。

DAY 8

スープジャー弁当

野菜や鶏肉、豆類をたっぷり入れてコトコト煮込んだトマトベースのスープ！栄養価も高くダイエット中に一番食べていた定番スープです

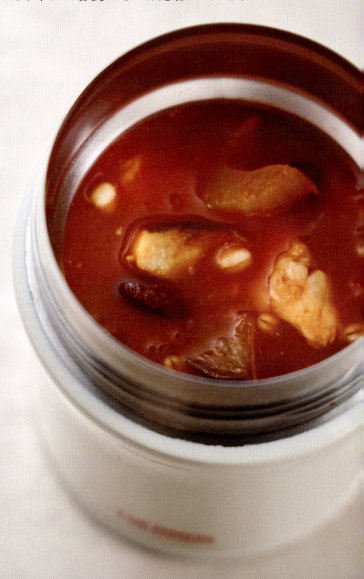

一番やせたトマトスープ

材料 作りやすい分量

カットトマト缶 … 1缶（200g）
鶏むね肉 … 200g
A │ 押し麦 … 50g
　│ セロリ … 50g
　│ 大根 … 100g
　│ エリンギ … 1本
　│ なす … 2本
B │ レッドキドニービーンズ（水煮）
　│ 　… 1パック（200g）
　│ ひよこ豆の水煮 … 200g
　│ 洋風スープの素 … 2個
塩、こしょう … 各適量
水 … 500㎖

作り方

1　レッドキドニービーンズ、ひよこ豆の水煮はさっと水洗いをし、ぬめりをとり、しっかり水気を切っておく。

2　**A**の野菜を1cm角のサイコロ状にカットする。鍋に水を入れ、野菜と押し麦を5分ほど煮る。

3　鶏肉は1cm角のサイコロ状にカットし、トマト缶、**B**と一緒に**2**に加え、蓋をして7～8分ほど煮込む。

4　塩、こしょうで味を調える。

MEMO

［レッドキドニービーンズ］
食物繊維が豊富に含まれており、脂質や糖質を分解して身体の代謝を促進する効果があります。

DAY 9

ごぼうとしいたけの
甘辛煮

枝豆のファラフェル

にんじんの
グレープフルーツマリネ

茗荷みそ

カニカマの
卵焼き

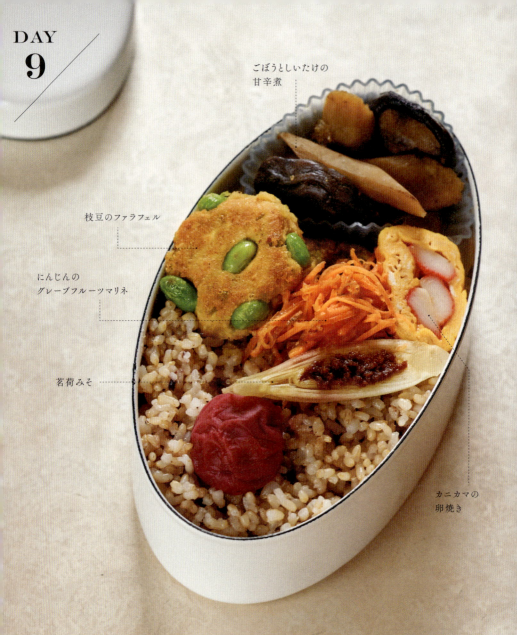

枝豆のファラフェル弁当

ひよこ豆と枝豆のファラフェル弁当。
枝豆がゴロッと入った食べごたえのあるお弁当です

枝豆のファラフェル

材料 作りやすい分量

- A
  - ひよこ豆の水煮 … 100g
  - 冷凍枝豆 … 50g（フードプロセッサー分）
  - 玉ねぎ … 50g
  - ニンニク … 1片
  - クミンシード … 5g
  - コーンスターチ … 15g
  - 塩 … 2g
- B 冷凍枝豆 … 50g（後でつける分）
- ひまわり油 … 大さじ2

作り方

1. ひよこ豆の水煮は水洗いをしてぬめりをとり、水気を切っておく。Aをフードプロセッサーに入れて回す（豆の形が残るくらい）。
2. 1を30gずつとり500円玉大の丸形にし、Bの枝豆をつける。
3. 中火で熱したフライパンにひまわり油をひき、両面をこんがりときつね色になるまで揚げ焼きにする。

POINT

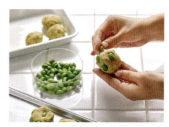

そのままの形の枝豆をたねにのせることで、異なる食感を楽しむことができます。

にんじんのグレープフルーツマリネ

材料 作りやすい分量

- にんじん … 180g
- A
  - グレープフルーツ果汁 … 大さじ2
  - エクストラバージンオリーブオイル … 大さじ2
- 塩、こしょう … 各適量

作り方

1. にんじんを千切りにし、さっと水洗いしよく水気を切っておく。
2. ボウルにAの材料を入れてよく混ぜ、1を加えて塩、こしょうで味を調える。

DAY 9

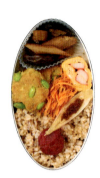

枝豆のファラフェル弁当

ごぼうとしいたけの甘辛煮

材料 作りやすい分量

ごぼう … 160g
しいたけ … 5枚
A｜しょうゆ … 大さじ1
　｜料理酒 … 大さじ1
　｜みりん … 大さじ1
　｜だし汁 … 150㎖
　｜鷹の爪 … 1本

作り方

1 ごぼうはよく洗い皮をこそぎ斜め細切りにする。湯を沸かした鍋に入れ、3分ほど茹でこぼす。しいたけは軸を切り落とす。

2 別の鍋にAと1を入れ中火にかけ、煮汁が半分になるまで煮る。

カニカマの卵焼き

材料 作りやすい分量

卵（Mサイズ）… 2個
カニカマ … 3本
白だし … 小さじ1/2
オリーブオイル
　… 小さじ1/2

作り方

1 卵をよく溶きほぐし、白だしを入れ混ぜる。

2 中火で熱した卵焼き器にオリーブオイルをひき、1の卵液の半分を流し入れ表面がフツフツしてきたらカニカマをのせ、ぐるりと巻き端に寄せる。残りの卵液を卵焼き器に流し入れ、表面がフツフツしてきたらくるくると巻き形を整える。

茗荷みそ

材料 作りやすい分量

茗荷 … 1本
みそ … 小さじ1

作り方

1 茗荷を縦半分にカットしみそを塗る。

DAY 10

PART 1

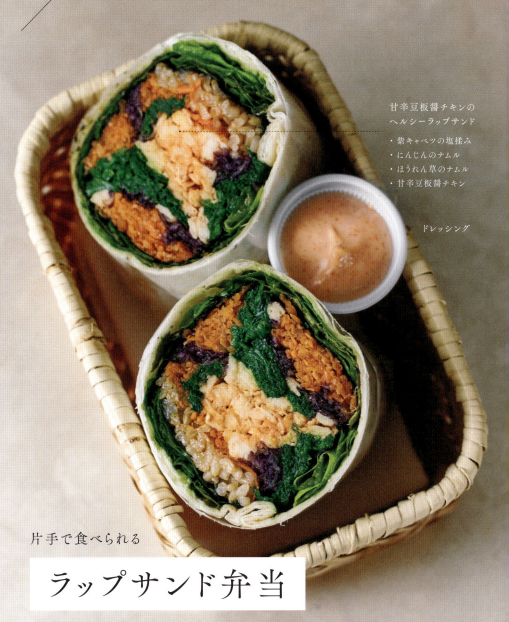

甘辛豆板醤チキンの
ヘルシーラップサンド
・紫キャベツの塩揉み
・にんじんのナムル
・ほうれん草のナムル
・甘辛豆板醤チキン

ドレッシング

片手で食べられる

ラップサンド弁当

炭水化物を抑えたトルティーヤにサラダボウルを
ギュギュギュッと詰め込んだ、お腹いっぱい大満足ヘルシーラップサンド

DAY 10

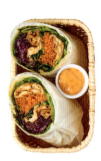

ラップサンド弁当

紫キャベツの塩揉み

材料 作りやすい分量

紫キャベツ (キャベツでも可)
　… 100g
塩 … 小さじ2

作り方

1 紫キャベツを千切りにし、さっと水洗いして水気を切っておく。

2 ボウルと**1**と塩を入れよく揉み、水気を切る。

にんじんのナムル

材料 作りやすい分量

にんじん … 180g
A｜ごま油 … 大さじ1
　｜しょうゆ … 大さじ1
　｜塩 … 適量
　｜すりごま (白) … 大さじ1/2

作り方

1 にんじんをスライサーで千切りにし、キッチンペーパーで水気を切っておく。

2 ボウルに**1**と**A**を入れよく和える。

ほうれん草のナムル

材料 作りやすい分量

ほうれん草 … 1束
A｜ごま油 … 大さじ1
　｜しょうゆ … 大さじ1
　｜一味唐辛子 … ひとつまみ
　｜塩 … 適量
　｜すりごま (白) … 大さじ1/2

作り方

1 ほうれん草はさっと茹で氷水で粗熱をとり、よく絞って水気を切っておく。

2 **1**を長さ5cmにカットしてボウルに入れ、**A**を加えよく和える。

甘辛豆板醤チキン

材料 作りやすい分量

サラダチキン（市販のものでも可）… 60g
※作る場合は、P27を参照

A｜豆板醤 … 小さじ1
　｜甜麺醤 … 小さじ1

作り方

1　サラダチキンはあらかじめ細く裂いておく。

2　ボウルに1とAを入れよく和える。

コチマヨドレッシング

材料 作りやすい分量

マヨネーズ … 大さじ1
コチジャン … 小さじ2
米酢 … 小さじ1

作り方

1　全ての材料をよく混ぜ合わせる。

甘辛豆板醤チキンのヘルシーラップサンド

材料 1人分

トルティーヤ … 1枚（約28cm）
甘辛豆板醤チキン … 60g
紫キャベツの塩揉み … 30g
にんじんのナムル … 40g
ほうれん草のナムル … 30g
レタス … 40g
のり … 1枚
黒米玄米（P8）… 20g
コチマヨドレッシング … 適量

作り方

1　トルティーヤはラップをして500Wの電子レンジで20秒温め、レタス、のり、紫キャベツ、にんじん、ほうれん草、甘辛豆板醤チキン、黒米玄米の順にのせ、手前からギュッと巻く。

2　ワックスペーパーやラップなどで巻き、両端を左右にねじってとめ、包丁で真ん中を切る。ドレッシングをかけながら食べる。

〈 漬物レシピ 〉

冷蔵庫の余った野菜も浅漬けにすればお弁当の彩りに！

赤大根の浅漬け

(材料と作り方) 作りやすい分量

赤大根（1/2本）は薄いいちょう切りにし、密閉袋に入れ、塩（小さじ1）を入れて揉み込む。保存容器に移し、水（100㎖）、レモン汁（50㎖）、米酢（大さじ3）、てんさい糖（大さじ2）、蜂蜜（小さじ1）、柑橘系の皮（5g）、かつおぶし（5g）、塩（小さじ1）、を入れ一晩漬ける。

MEMO
※赤大根は皮が鮮やかできれいですが、普通の大根でもおいしくできます。
※辛みが苦手な人は辛み抜きをしましょう。
※辛み抜きをした場合は水100㎖を漬けるときにさらに加えてください。

辛み抜きの方法

セロリの浅漬け

(材料と作り方) 作りやすい分量

セロリ（200g）は根元と筋をとり斜め1cm幅にカットし密閉袋に入れ、塩（小さじ1/2）を入れて揉み込む。保存容器に移し、水（200㎖）、白だし（大さじ4）、米酢（大さじ3）、てんさい糖（大さじ1/2）、しょうゆ（小さじ1と1/2）、鷹の爪（輪切り1本分）を入れ、重石をして一晩漬ける。

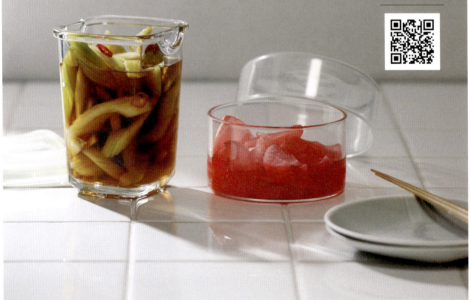

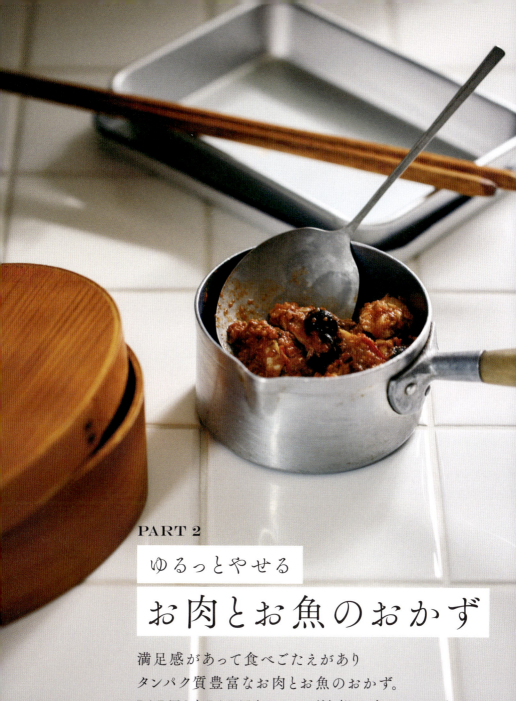

PART 2

ゆるっとやせる
お肉とお魚のおかず

満足感があって食べごたえがあり
タンパク質豊富なお肉とお魚のおかず。
PART3とPART4のおかずと組み合わせることで、
彩り豊かな3品おかずお弁当の完成！

(材料)　作りやすい分量

鶏むね肉 … 1枚（約250g）
大葉 … 8枚
明太子（チューブでもほぐしたものでも可）
　　… 100g
てんさい糖 … 小さじ1
塩 … ひとつまみ

(作り方)

1　鶏肉は観音開きにし、厚さを均一にして、ラップにくるみ、その上から麺棒などでたたいてのばす。鶏肉にてんさい糖と塩を指で塗り込む。

2　1の中心に大葉と明太子をのせ、丸めて筒状にし、ラップでしっかり巻いて形を整える。

3　沸騰した湯の中に2を入れて蓋をし、約3分茹でたら火を止めそのまま約30分余熱で放置する。鍋から取り出し粗熱をとり、一口大にカットする。

POINT

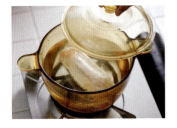

約30分余熱で放置しておくことでふっくらと柔らかい鶏肉になる。

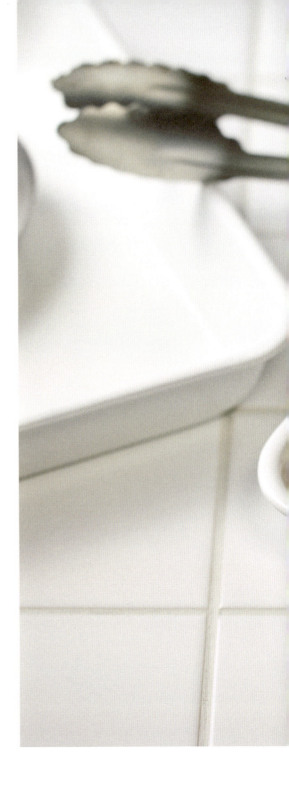

鶏の明太大葉ロール

低糖質で高タンパクな鶏むね肉に明太子と大葉の風味が絶妙に合う。大葉はβカロテンが豊富なうえ、体内でビタミンAに変換され、強い抗酸化作用を発揮する!

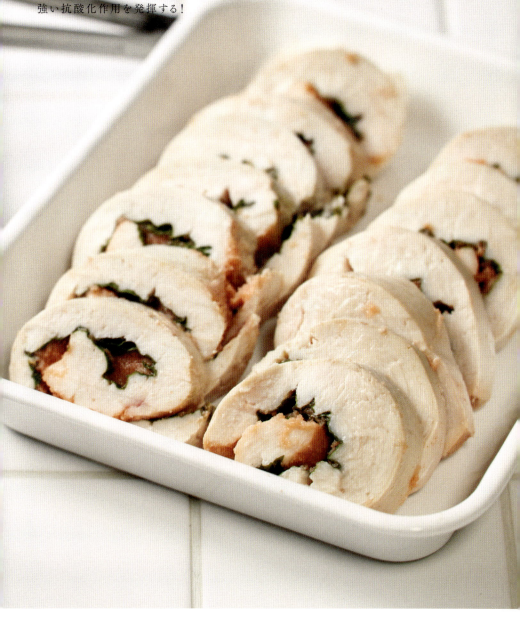

ヘルシー唐揚げ
ジャマイカ風

スパイス香るジャマイカ風の味付けでヘルシーな唐揚げを実現しました。
外はカリッと中はふんわり、おいしいのに低カロリーで大満足！

材料　作りやすい分量

鶏むねひき肉 … 200g

木綿豆腐（水切り）… 100g

A ┃ ジャークチキンシーズニング … 大さじ1（P122参照）
　 ┃ 塩、こしょう … 各少々
　 ┃ 片栗粉 … 大さじ2

オリーブオイル … 大さじ2

作り方

1　木綿豆腐は水切りをしておく（P29参照）。

2　ボウルに1、鶏肉、Aを入れ手でこね、食べやすい大きさにまとめる。中火で熱したフライパンにオリーブオイルをひき、焼き色が付くまで返しながら揚げ焼きにする。

POINT

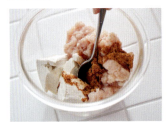

木綿豆腐を入れることで鶏肉の量が減り、カロリーオフになります。

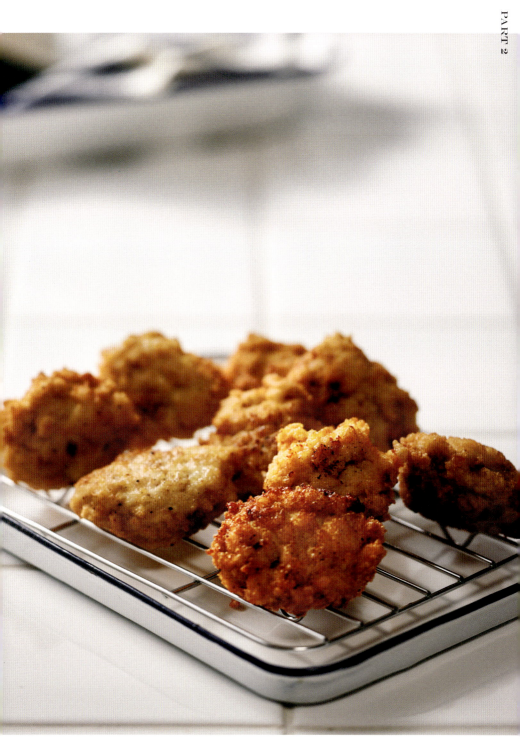

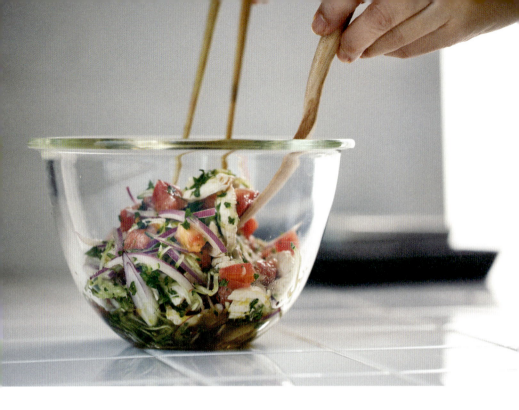

鶏ササミとパセリの和えもの

パセリに含まれるビタミンCはキウイの約2倍近くもあり、少量でもとても栄養価が高い野菜です！ 鶏肉と一緒に食べてパワーチャージ！

材料　作りやすい分量

- 鶏ササミ … 200g
- パセリ … 1束
- トマト … 1個
- 赤玉ねぎ … 50g
- きゅうり … 1本
- A　塩、こしょう … 各少々
　　レモン果汁 … 大さじ2
　　エクストラバージン
　　　オリーブオイル … 大さじ4

作り方

1　鍋に湯を沸かし、筋をとった鶏ササミを入れ約2分茹でたあと、火を止め、蓋をした鍋で10分ほどおく。冷めたら裂いておく。

2　パセリは茎から葉をとり、みじん切りにする。トマトは1cmのサイコロ状にカット、赤玉ねぎは繊維に沿って薄くスライスする。きゅうりは千切りにする。

3　全ての材料をボウルに入れ、Aを加えよく混ぜる。

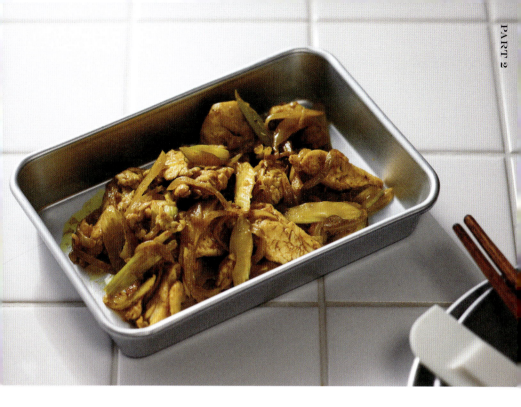

鶏ササミのカレー炒め

カレー粉に含まれるスパイスは体を温めたり、代謝を促進したりする効果が期待できるので、運動後や寒い季節にもピッタリなおかず

材料 作りやすい分量

- 鶏ササミ … 100g
- セロリ … 1本
- 玉ねぎ … 50g
- ニンニクみじん切り … 小さじ1/2
- カレー粉 … 小さじ2
- 塩、こしょう … 各少々
- オリーブオイル … 大さじ2

作り方

1. 鶏ササミは筋をとり食べやすい大きさにカットしておく。
2. 根元と筋をとったセロリと玉ねぎは薄切りにする。
3. 中火で熱したフライパンにオリーブオイルをひき、ニンニクと1を入れて炒め、色が変わり始めたら2を加えてさらに炒める。
4. カレー粉、塩、こしょうで味を調える。

蓮根鶏バーグ

蓮根のシャキシャキした歯ごたえが
クセになる！ ヘルシーなのに
満足感がある、食物繊維も
たっぷりとれる一品

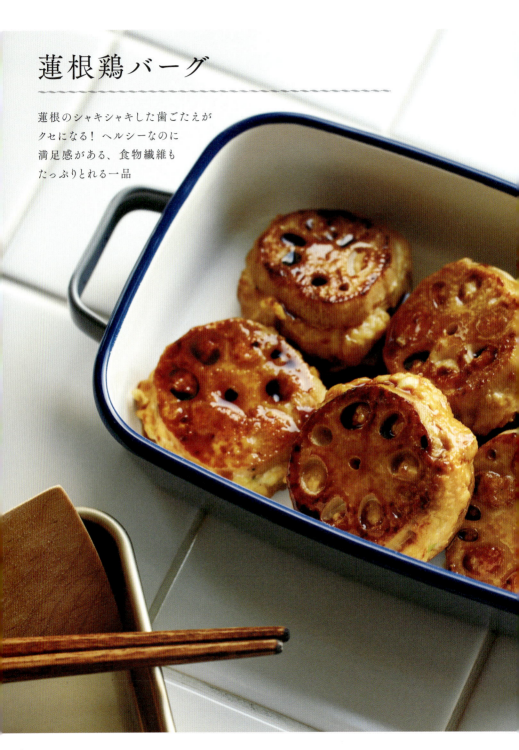

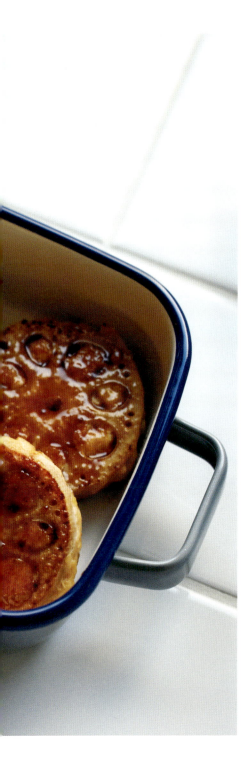

PART 2

材料　作りやすい分量

蓮根 … 100g

A | 鶏ひき肉 … 120g
　| 卵（Mサイズ）… 1個
　| ねぎ（みじん切り）… 30g
　| しょうゆ … 大さじ1
　| 料理酒 … 小さじ1
　| 片栗粉 … 小さじ1
　| 塩、こしょう … 各少々

B | 料理酒 … 大さじ1
　| みりん … 大さじ1

薄力粉 … 少々

オリーブオイル … 大さじ1

作り方

1　蓮根は皮をむき2～3mmの厚さに12枚に切り、1分ほど酢水（分量外）につけておく。

2　ボウルにAを入れ、混ぜ合わせる。1の蓮根を2枚1組にし、混ぜたAを均等にはさむ。

3　中火で熱したフライパンにオリーブオイルをひき、2の蓮根に薄力粉を薄くはたいて入れる。両面を中火でしっかり焼き、Bを回し入れ煮絡める。

POINT

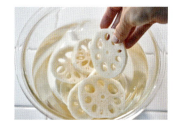

蓮根を酢水につけることで、シャキシャキし、色止め、あく抜きにもなります。

055

鶏手羽中の黒酢煮

黒酢に含まれるアミノ酸やポリフェノールが抗酸化作用を発揮します。さらに、高タンパク質で筋肉維持にも役立つ絶品おかず!

材料　作りやすい分量

鶏手羽中 … 6本
A
- ねぎの青い部分 … 1/2本
- 生姜（薄切り）… 1片分
- 鷹の爪（輪切り）… 1本分
- 水 … 50㎖
- 料理酒 … 100㎖
- しょうゆ … 60㎖
- 黒酢 … 50㎖
- 黒糖 … 大さじ1
- 蜂蜜 … 大さじ1

作り方

1. 湯を沸かした鍋で鶏肉を約2分茹で、ざるにあげる。
2. 別の小さめの鍋にAの材料を全て入れ、沸騰したら1を加え蓋をして煮る。
3. しっかり煮詰まってきたら蓋をとり、鍋をゆすりながら煮絡める。
4. 全体にとろみがついてきたら火からおろし、バットなどにとり粗熱をとる。

POINT

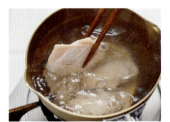

鶏肉を下茹ですることで余分な油をカット。タレの焦げ防止にもなります。

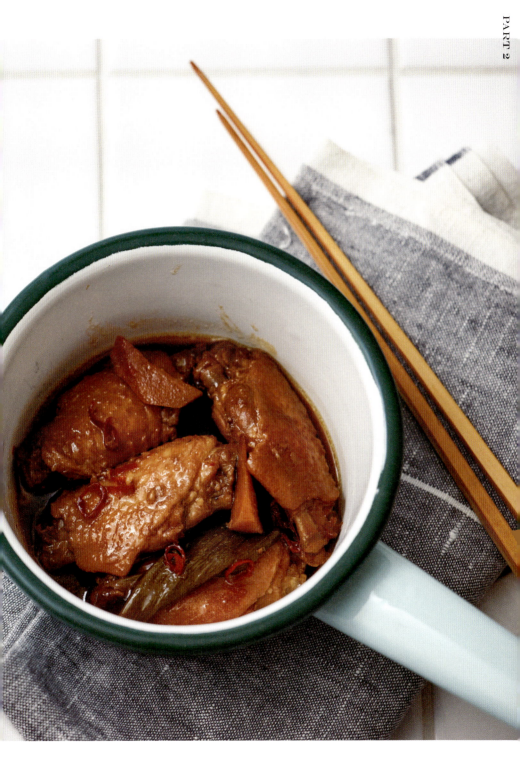

SIDE DISH COMBINATION 1

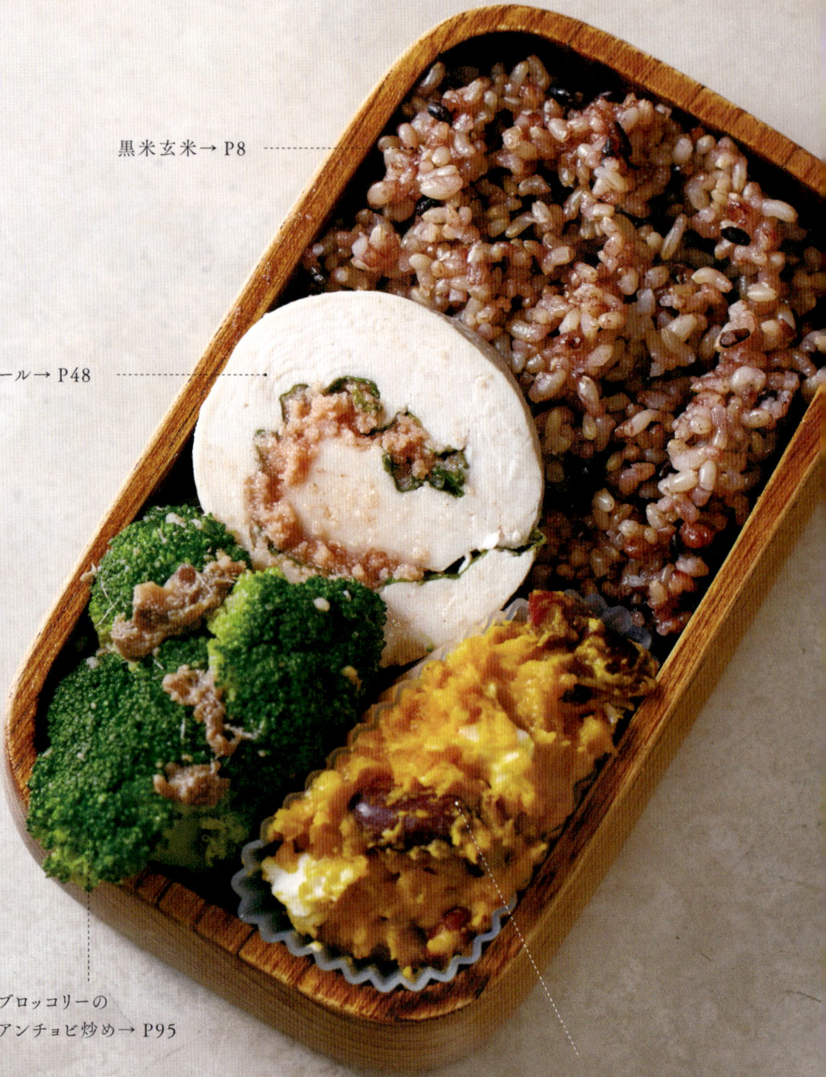

黒米玄米→ P8

鶏の明太大葉ロール→ P48

ブロッコリーの
アンチョビ炒め→ P95

レッドキドニービーンズと
かぼちゃのサラダ→ P106

PART 2

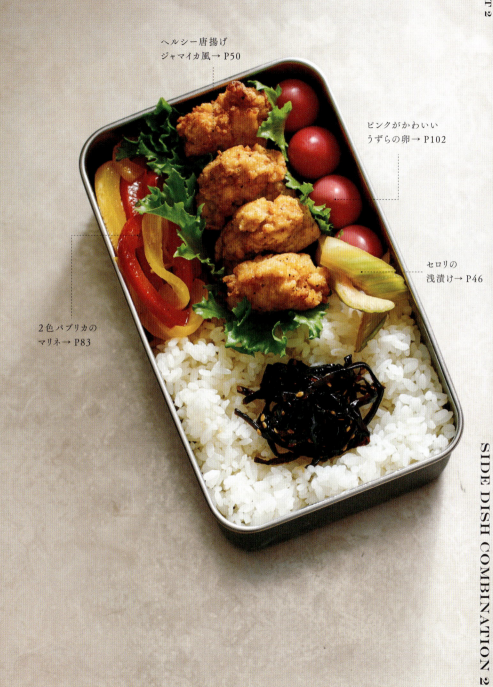

ヘルシー唐揚げ
ジャマイカ風→ P50

ピンクがかわいい
うずらの卵→ P102

セロリの
浅漬け→ P46

2色パプリカの
マリネ→ P83

SIDE DISH COMBINATION 2

059

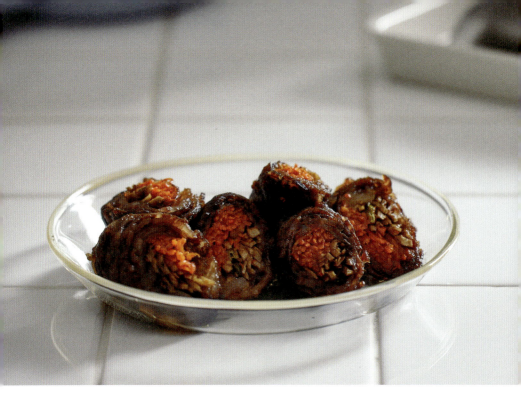

牛ごぼう巻き煮

牛肉は鉄分やビタミンB群が豊富でエネルギー補給や貧血予防に効果的。
ごぼうは食物繊維が豊富で腸内環境を整えてくれます

(材 料)　作りやすい分量

牛ロース薄切り肉 … 100g
ごぼう … 50g
にんじん … 50g
A｜料理酒 … 大さじ1
　｜しょうゆ … 大さじ1
　｜みりん … 大さじ1
　｜黒糖 … 小さじ1
　｜水 … 大さじ2

(作り方)

1　ごぼうとにんじんの皮をむき長さ5cmぐらいの千切りにする。塩（分量外）を入れて湯を沸かした鍋でさっと茹で、水気を切っておく。

2　牛肉を広げ、ごぼうとにんじんを芯にして巻く。

3　フライパンに2を並べ、ボウルで混ぜ合わせたAの材料を入れ火にかけ、焦がさないようにタレが煮詰まるまで火を通す。

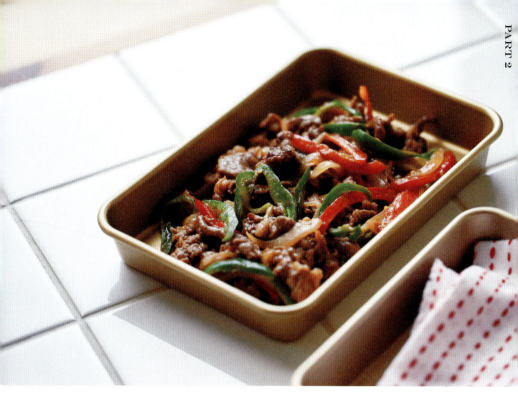

牛肉のプルコギ

牛肉と野菜の食べごたえがあるピリ辛味のおかず！
お砂糖は加えずにコチジャンの甘みだけで大満足

材料 作りやすい分量

牛切り落とし肉 … 200g
玉ねぎ … 50g
ピーマン … 1個
赤パプリカ … 1/2個
白いりごま … 適量
A ｜ 料理酒、しょうゆ … 各大さじ1と1/2
　　 ごま油 … 小さじ2
　　 コチジャン … 小さじ1
　　 おろしニンニク … 小さじ1/2
　　 片栗粉 … 小さじ1/2
ひまわり油 … 小さじ2

作り方

1　玉ねぎは薄切り、ピーマンとパプリカは細切りにする。

2　ボウルに牛肉、1の野菜、Aを全て入れ調味料と肉と野菜がなじむようによく混ぜ合わせ、10分以上漬け込む。

3　中火で熱したフライパンにひまわり油をひき、2を入れほぐし火が通るまで炒める。白いりごまをふりかける。

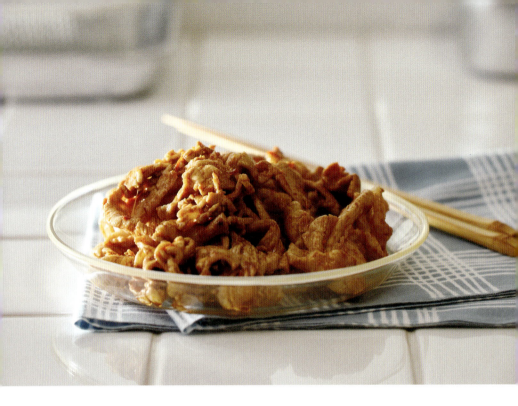

ピリ辛豚しゃぶ

甜面醤の甘さと豆板醤の辛さが絶妙に絡み合い、豚しゃぶとの組み合わせが絶品!
発酵調味料で腸内環境もサポート

材料　作りやすい分量

豚ロース薄切り肉 … 200g
A ｜ 甜麺醤 … 大さじ1
　｜ 豆板醤 … 小さじ1/2
　｜ 豚肉の茹で汁 … 大さじ1

作り方

1　湯を沸かした鍋に豚肉をほぐしながら入れ、豚肉の赤い色がなくなるまで1分ほど茹でる。冷水にとり水気を切っておく。

2　ボウルにAを入れよく混ぜ合わせたら、1を入れ、よく和える。

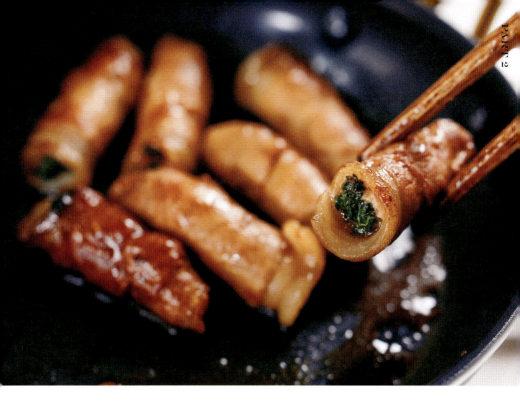

豚肉のブロッコリースプラウト巻き

ブロッコリースプラウトは抗酸化作用やデトックス効果が期待できるスルフォラファンを含むスーパーフード。豚肉のビタミンＢ１と合わせれば、疲労回復と免疫力向上の効果まで！

材料 作りやすい分量

豚ロース薄切り肉 … 200g
ブロッコリースプラウト … 1パック
A｜しょうゆ … 小さじ2
　｜料理酒 … 小さじ2
　｜みりん … 小さじ2
ひまわり油 … 大さじ1

作り方

1 豚肉を広げ、ブロッコリースプラウトを均等に分けて巻く。

2 中火で熱したフライパンにひまわり油をひき、豚肉の巻き終わりを下にして焼く。

3 2にボウルで混ぜ合わせたAの材料を加え、フライパンを回しながらとろみがつくまで煮絡める。

蓮根のゆかり酢漬け→ P88

高野豆腐ひじき→ P103

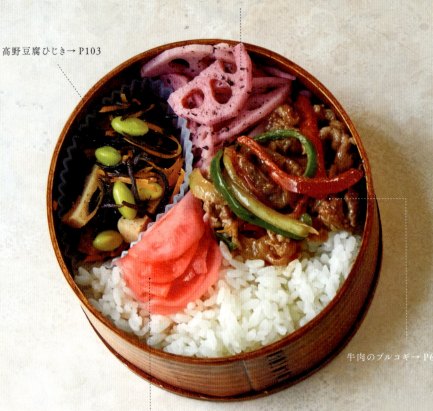

牛肉のプルコギ→ P61

赤大根の浅漬け→ P46

SIDE DISH COMBINATION 3

PART 2 SIDE DISH COMBINATION 4

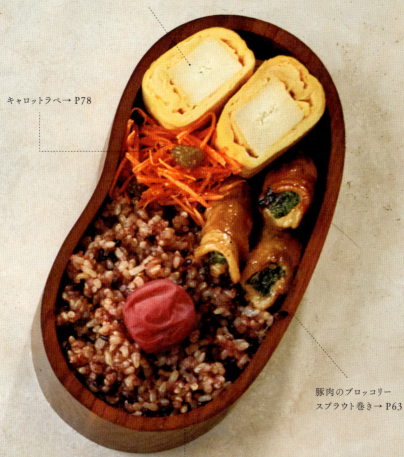

高野豆腐の卵焼き→P100

キャロットラペ→P78

豚肉のブロッコリー
スプラウト巻き→P63

黒米玄米→P8

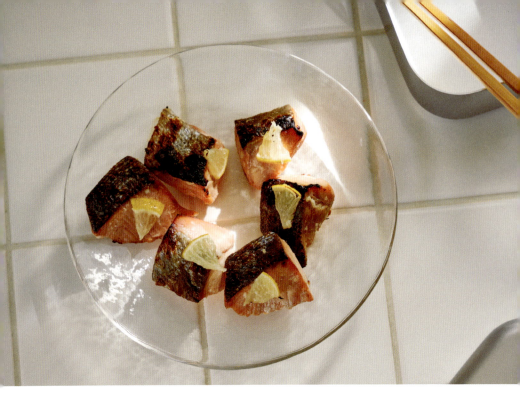

鮭のレモン塩麹焼き

麹由来の酵素が鮭に含まれるオメガ3脂肪酸とビタミンBの栄養吸収を高めます。
さらにレモンのビタミンCが鮭の鉄分吸収を助ける絶妙な組み合わせ

材料　2人分

生鮭の切り身 … 2切れ
A｜レモン果汁 … 大さじ1
　｜塩麹 … 大さじ1
　｜レモン（輪切り）… 2枚

作り方

1　生鮭は水気をキッチンペーパーで拭き取り、一口大にカットする。

2　レモンスライスはそれぞれ6等分にカットする。

3　**A**の材料をボウルに入れて混ぜ、**1**を加え、冷蔵庫で約1時間漬け込む。

4　キッチンペーパーなどで**3**の表面をさっとぬぐい、魚焼きグリルで焼く。

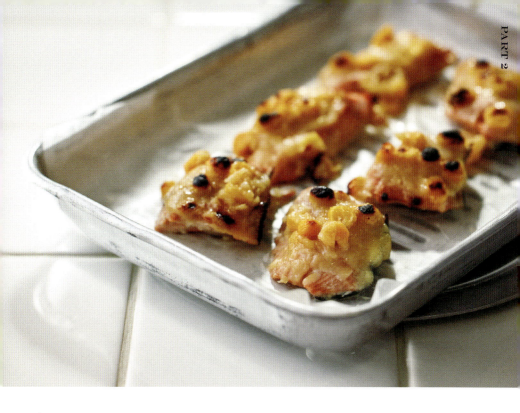

鮭のみそコーン

鮭は甘みを加えると旨味が増す！　みその酵素が鮭のビタミンDとコーンのビタミンBの吸収をサポート。子どもから大人まで親しみやすいやさしい味の一品

材料 2人分

生鮭の切り身 … 2切れ
A　みそ … 大さじ1
　　みりん … 大さじ1
　　コーン … 50g

作り方

1. ボウルにAの材料を入れて混ぜ、鮭の表面に塗る。
2. 魚焼きグリルで両面をこんがりと焼き目がつくまで焼く。

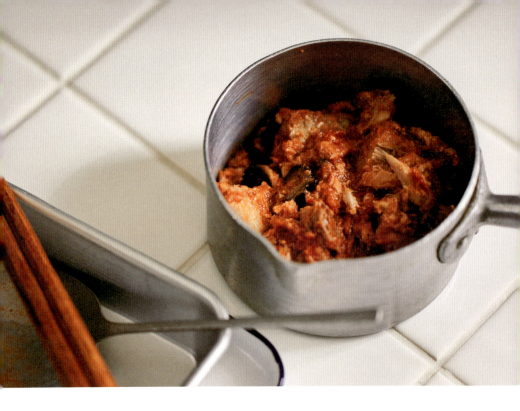

サバ缶のトマト煮

サバとトマトの相性は抜群！「おいしいだけではすまされない！」
その理由はサバに含まれるオメガ3脂肪酸がトマトのリコピン吸収を4倍にするから！

材料　作りやすい分量

サバ缶 … 1缶 (190g)
A　カットトマト缶 … 100g
　　黒オリーブ (スライス) … 20g
塩、こしょう … 各適量
オリーブオイル … 大さじ1

作り方

1　中火で熱したフライパンにオリーブオイルをひき、**A**を加熱する。

2　**1**に粗くほぐしたサバを入れ (汁は半分入れる)、5分ほど加熱し、水分を軽く飛ばして塩、こしょうで味を調える。

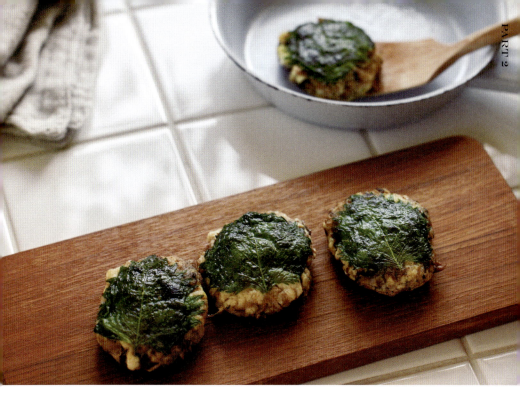

サバ缶バーグ

大葉のさっぱりと飽きのこない味わいで、明日もこれが良いとリクエストされるほど、おいしくて人気のレシピ

材料　作りやすい分量

- サバ缶（水煮）… 1缶（180g）
- 木綿豆腐（水切り）… 50g
- 大葉 … 4枚
- 片栗粉 … 大さじ1/2
- ひまわり油 … 大さじ1

作り方

1. サバ缶はざるにあけ水気を切っておく。大葉は水洗いして水気を拭く。
2. ボウルにサバ、水切りした木綿豆腐（P29参照）、片栗粉を入れ、フォークなどでよく混ぜる。
3. **2**の具を4等分にし、平らな丸形にまとめたら、大葉を1枚ずつ貼る。
4. 中火で熱したフライパンにひまわり油をひき、大葉の面を下にして表、裏それぞれ約2分ずつ焼く。

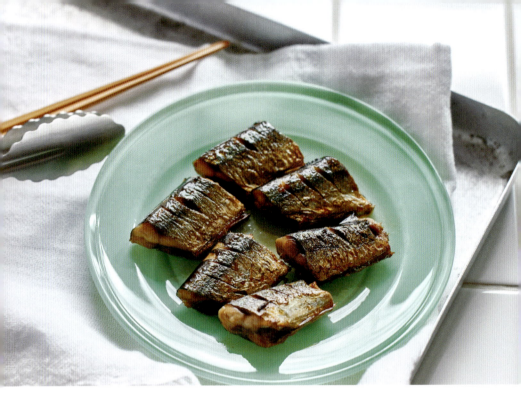

サンマの蒲焼き

高タンパクで低カロリーなサンマはダイエット向き！
前日に作って、味をしっかり染み込ませるとさらにおいしい

材料 2人分

サンマ … 2尾
ひまわり油 … 大さじ1
A │ しょうゆ … 大さじ3
  │ みりん … 大さじ3
  │ 料理酒 … 大さじ1と1/2
  │ てんさい糖 … 大さじ1と1/2

作り方

1 サンマは3等分の筒切りにし、両側に切り込みを入れる。
2 中火で熱したフライパンにひまわり油をひき、サンマを色よく焼く。
3 フライパンにAの材料を入れ中火で煮詰める。
4 フツフツしてきたら弱火にして、焦がさないように煮絡める。

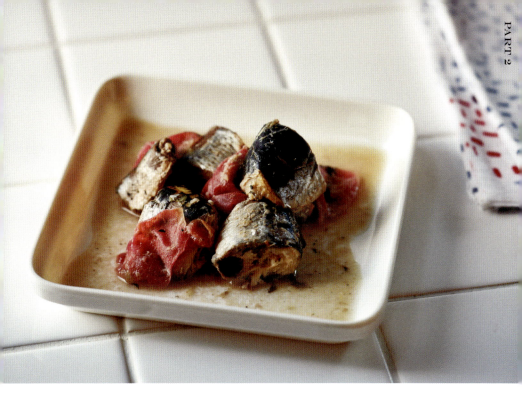

イワシ缶の梅煮

イワシに含まれる良質なオメガ3脂肪酸が心血管の健康をサポート！
梅の酸味と生姜でさっぱりとした味わい

材料 作りやすい分量

イワシ水煮缶 … 1缶 (160g)
梅干し … 2個
おろし生姜 … 5g
水 … 大さじ2

作り方

1　梅干しは種をとっておく。
2　イワシ缶を汁ごと鍋に入れ、**1**、おろし生姜、水を加えて弱火で5分ほど煮込む。

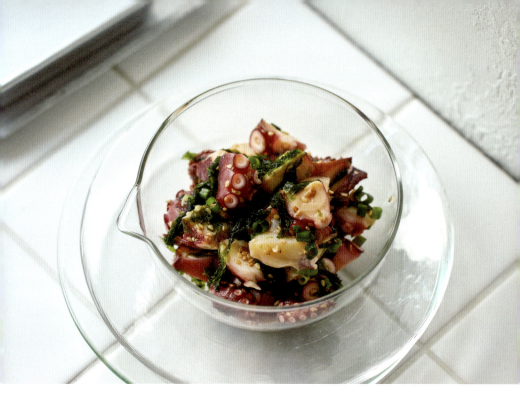

タコポキ

ハワイで定番の時短レシピ!!
タコに含まれるビタミンB12が貧血予防や免疫力強化をサポート

材料　作りやすい分量

茹でタコ … 150g
小ねぎ … 2本
岩塩 … 少々
ごま油 … 小さじ1
白いりごま … 小さじ1
生あおさのり … 50g
しょうゆ … 小さじ1/2

作り方

1　タコは小さめのそぎ切り、小ねぎは小口切りにする。

2　ボウルに1と全ての材料を入れよく混ぜる。

※生あおさがない場合は乾燥あおさでも代用できます。

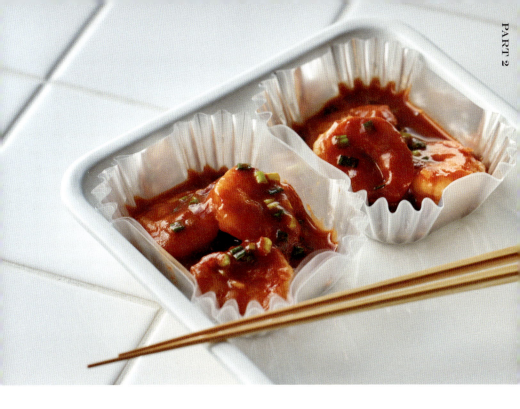

エビチリ

簡単に出来てしまうのでお弁当のメインおかずとしても優秀。
冷めてもおいしく食べられます!

材料　作りやすい分量

むきエビ … 8尾
小ねぎ … 2本
料理酒 … 小さじ1
片栗粉 … 大さじ1/2
A ｜ ケチャップ … 大さじ1
　　 しょうゆ … 小さじ1/2
　　 てんさい糖 … 小さじ1/2
　　 豆板醤 … 小さじ1/2
　　 水 … 大さじ2
ひまわり油 … 大さじ1

作り方

1　ボウルにむきエビを入れ、料理酒と片栗粉を加えて揉み込んでおく。

2　小ねぎは小口切りにする。

3　中火で熱したフライパンにひまわり油をひき、1を入れ炒める。エビの色が変わってきたら2を加えさっと炒め、Aを入れ水分を飛ばしながらとろみがつくまで加熱する。

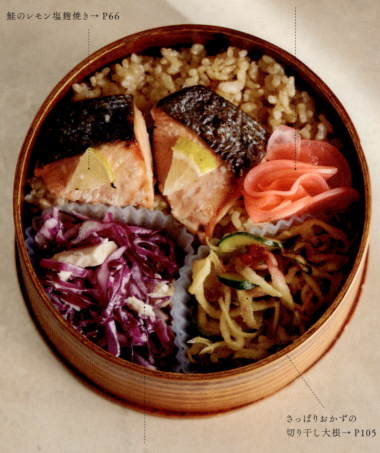

鮭のレモン塩麹焼き→ P66

赤大根の浅漬け→ P46

さっぱりおかずの
切り干し大根→ P105

紫キャベツとツナの
コールスロー→ P91

SIDE DISH COMBINATION 5

074

PART 2 SIDE DISH COMBINATION 6

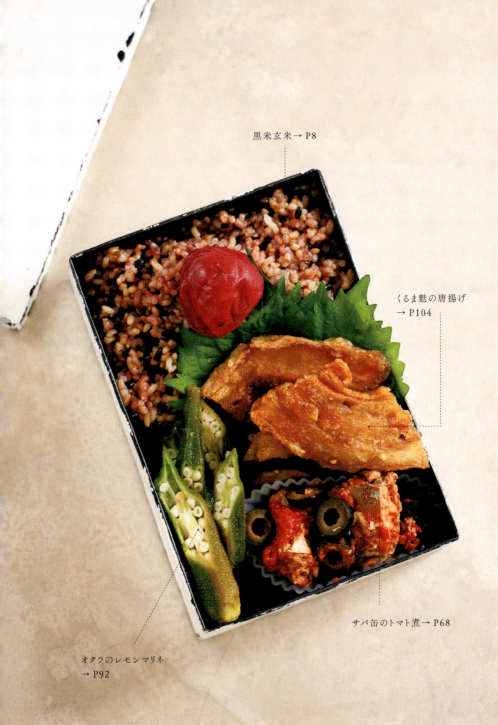

黒米玄米→ P8

くるま麩の唐揚げ→ P104

サバ缶のトマト煮→ P68

オクラのレモンマリネ→ P92

COLUMN

〈 ふりかけ 〉

手作りふりかけは、味がついていないごはんが
苦手な子どもも大喜び。塩は、天然塩がオススメ！

鮭とあおさのりの
ふりかけ

(材料と作り方)　作りやすい分量

ボウルにあおさのり (6g)、ほぐした焼き鮭 (100g)、白ごま (大さじ1)、塩 (小さじ1) を入れ、混ぜ合わせる。

じゃことおかかのりの
ふりかけ

(材料と作り方)　作りやすい分量

1　ボウルにイワシのけずりぶし (10g)、塩 (小さじ1) を入れ軽く混ぜておく。

2　温めたフライパンでじゃこ (50g)、小さく切ったのり (全形1枚) を5分ほどからいりし、1のボウルに入れ合わせる。

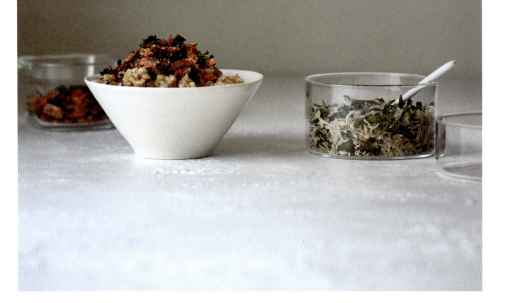

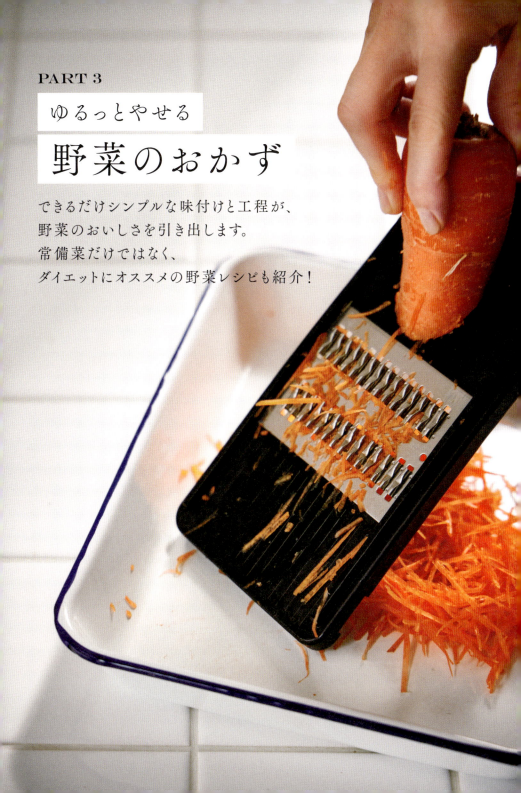

PART 3

ゆるっとやせる
野菜のおかず

できるだけシンプルな味付けと工程が、
野菜のおいしさを引き出します。
常備菜だけではなく、
ダイエットにオススメの野菜レシピも紹介！

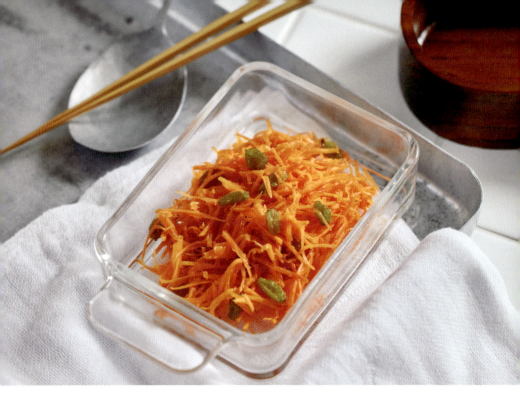

キャロットラペ

しっかりとしたかみごたえのあるラペは、満腹感を感じやすいです。
ビネガーの酸味とハーブの香りがリラックス効果をもたらしてくれます！

材料 作りやすい分量

にんじん … 180g
レーズン … 30g
A｜クミンシード … ひとつまみ
　｜白ワインビネガー … 大さじ2
　｜エクストラバージン
　｜　オリーブオイル … 大さじ2

作り方

1　にんじんは千切りにする。
2　ボウルにAを入れよく混ぜ、1とレーズンを加えてよく和える。

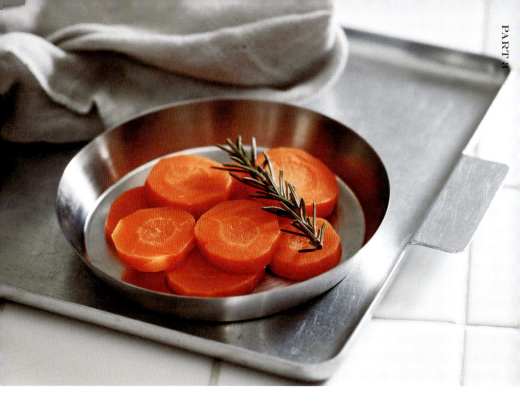

バターを使わないにんじんグラッセ

ローズマリーは、便秘解消や脂肪燃焼効果、むくみ、便秘解消など、ダイエットの味方!
食物繊維豊富なにんじんとのダブル効果でやせるおかずに

材料 作りやすい分量

にんじん … 180g
水 … 100㎖
ローズマリー … 1枝
蜂蜜 … 大さじ2
塩 … 少々
鶏がらスープの素 … 小さじ1/2

作り方

1 にんじんは、皮をむき5㎜幅の輪切りにする。
2 鍋に全ての材料を入れ中火にかけ、沸騰したら蓋をして弱火で7分ほど煮る。
3 蓋をとり、水分を飛ばしながら照りが出るまで煮詰める。

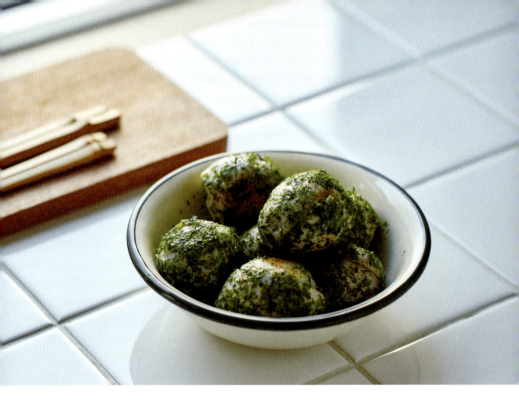

里芋コロコロ

青のりは、粘膜の保護や再生を促してくれる上に、
血行促進や口臭予防などの効能があり、ビタミンも豊富！

（ 材料 ）　作りやすい分量

里芋 … 7個
青のり … 大さじ2
塩、こしょう … 各適量

（ 作り方 ）

1　里芋の皮の上からぐるりと切れ目を入れ、塩（分量外）を入れた鍋で湯を沸かし、10分ほど茹でる。鍋からあげ、熱いうちに皮をむく。

2　180℃に予熱したオーブンで5分焼く。

3　バットに移し、青のり、塩、こしょうをふる。

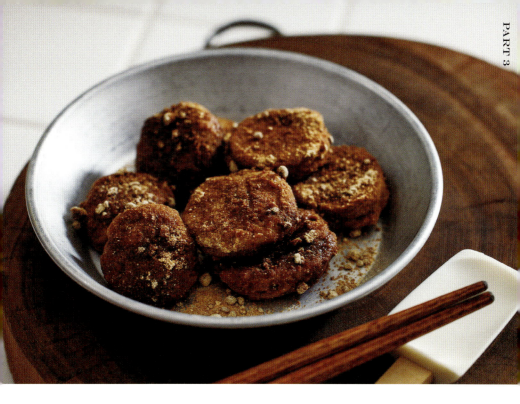

里芋のきなこ団子

里芋ときなこという意外な組み合わせがおいしい。
甘納豆のようなイメージで食べられます

材料 作りやすい分量

里芋 … 7個
A｜きなこ … 大さじ2
　｜てんさい糖 … 大さじ2

作り方

1　里芋の皮の上からぐるりと切れ目を入れ、塩（分量外）を入れた鍋で湯を沸かし、10分ほど茹でる。鍋からあげ、熱いうちに皮をむく。

2　バットに**A**を入れよく混ぜ、里芋を置き、上からコップの底などを使って押し潰し、**A**をまんべんなくまぶす。

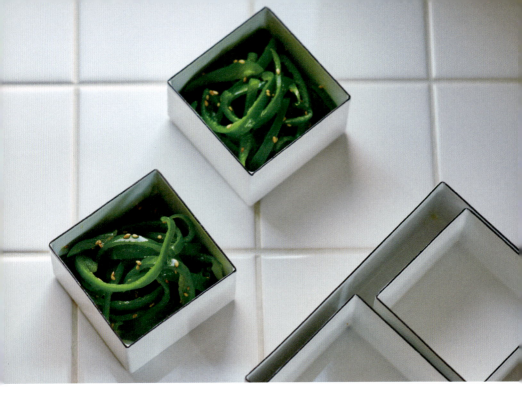

ピーマンのナムル

ピーマンは、茹でてすぐ氷水で冷やすと色がとっても鮮やかになり、見た目にもきれいで食欲をそそります！

材料 作りやすい分量

ピーマン … 3個
A｜鶏がらスープの素 … 小さじ1
　｜白いりごま … 小さじ1
　｜ごま油 … 大さじ1

作り方

1 ピーマンを太めの千切りにする。
2 鍋に湯を沸かし、塩（分量外）を入れ、ピーマンを1分ほど茹でる。茹で上がったら、氷水で粗熱をとり、水気をしっかり切る。
3 ボウルに**2**と**A**を入れ和える。

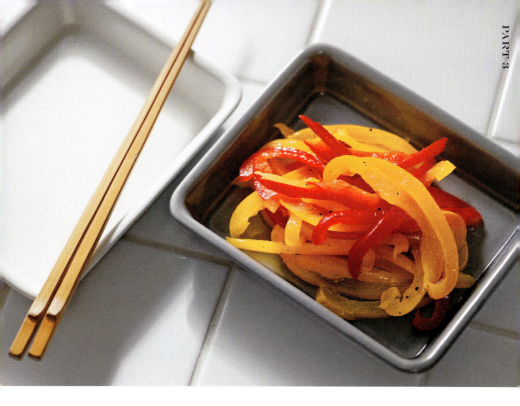

2色パプリカのマリネ

マリネ液のお酢は、消化を助ける作用があり、
さっぱりとした風味が食後の口の中をリセットしてくれます

材料 作りやすい分量

赤パプリカ … 1個
黄パプリカ … 1個
A │ エクストラバージン
　　　オリーブオイル … 大さじ2
　│ 米酢 … 大さじ1
　│ 塩、こしょう … 各適量

作り方

1　パプリカを千切りにする。
2　鍋に湯を沸かし、塩（分量外）を入れ、パプリカを1分ほど茹でる。茹で上がったら、氷水で粗熱をとり水気をしっかり切る。
3　ボウルにAと2を入れよく混ぜ、30分ほど漬ける。

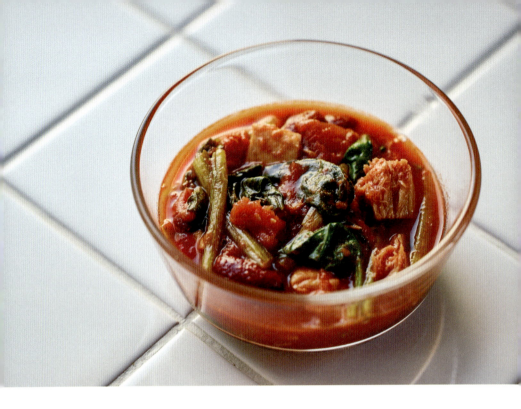

ほうれん草と豆のトマト煮

ほうれん草に含まれる鉄分は、トマトのビタミンCと一緒に摂取すると鉄分の吸収が促進されます

材料 作りやすい分量

ほうれん草 … 1束
レッドキドニービーンズ（水煮）
　… 1パック（200g）
ツナ缶（ノンオイル）… 1缶（80g）
カットトマト缶 … 1缶（200g）
塩、こしょう … 各少々
水 … 100㎖
洋風スープの素 … 1個

作り方

1　ほうれん草は食べやすい大きさにカットしておく。レッドキドニービーンズの水煮は水洗いをし、ぬめりをとり、しっかり水を切っておく。

2　鍋に全ての材料を入れ中火で10分ほど煮込む。

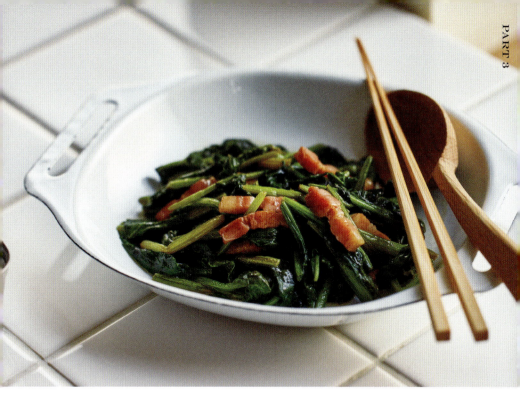

ベーコンとほうれん草のバルサミコ酢炒め

ほうれん草に含まれる葉酸やカルシウム、鉄分、タンパク質、
抗酸化物質の相乗効果で健康サポート

材料　作りやすい分量

- ほうれん草 … 1束
- ベーコン … 100g
- バルサミコ酢 … 大さじ2
- オリーブオイル … 大さじ1
- 塩、こしょう … 各適量

作り方

1. ほうれん草は食べやすい大きさにざく切り、ベーコンは5mm幅の短冊切りにする。
2. 中火で熱したフライパンにオリーブオイルをひき、ベーコンをカリカリに炒め、さらにほうれん草を加えて炒める。
3. **2**にバルサミコ酢をふりかけ軽く炒め、塩、こしょうで味を調える。

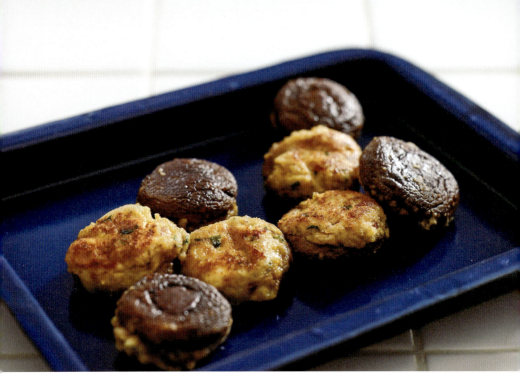

しいたけのおから詰め

おからは低GI食品！ しいたけも低糖質で
ダブルの力で健康維持！

材料　作りやすい分量

しいたけ … 8枚
玉ねぎ … 50g
オリーブオイル … 大さじ1
くるみ … 大さじ1
パセリ … 1枝
A｜おから … 40g
　｜卵（Mサイズ）… 1個
　｜クリームチーズ … 30g
　｜ミックスチーズ … 30g
　｜塩、こしょう … 各適量

作り方

1　しいたけの軸と玉ねぎをみじん切りにする。
2　中火で熱したフライパンにオリーブオイルをしき1を炒め、ボウルにとり粗熱をとっておく。
3　くるみとパセリをみじん切りにする。
4　2に3、Aを加えよく混ぜる。
5　しいたけに4を詰め、フライパンで両面焼く。

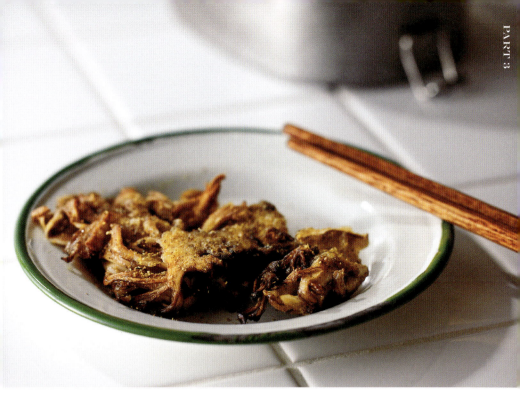

まいたけの姿焼き

カルシウムの吸収を促す栄養素ビタミンDが豊富なまいたけ。カリウムも豊富ですが水に溶けやすいので茹でたり煮たりするよりも、焼いたり揚げたりする調理法がオススメ！

材料　作りやすい分量

まいたけ … 1パック（100g）
片栗粉 … 大さじ2
オリーブオイル … 大さじ2
しょうゆ … 小さじ1
山椒 … 適量

作り方

1　まいたけは大きめの房に分けておく。
2　ポリ袋などに1と片栗粉を入れよく混ぜる。
3　中火で熱したフライパンにオリーブオイルをひき、2を入れ、しょうゆを回しかけてカリッと焼き、山椒をふりかける。

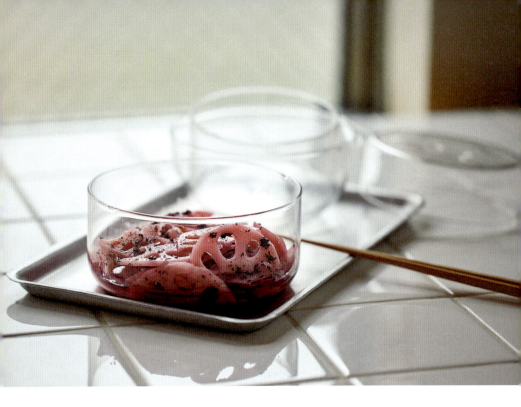

蓮根のゆかり酢漬け

小学生の頃のお弁当に父がよく入れてくれていた蓮根のゆかり酢漬け。
友達に人気だった思い出のレシピ

材料　作りやすい分量

蓮根 … 100g
A│ 酢 … 大さじ3
　│ 水 … 大さじ2
　│ てんさい糖 … 大さじ1
　│ 塩 … 小さじ1/4
　│ ゆかり … 小さじ1

作り方

1　蓮根は皮をむき薄い半月切りにする。鍋に湯を沸かし、塩（分量外）を入れ30秒ほど茹でる。
2　氷水にとり水気を切っておく。
3　ボウルにAを入れよく混ぜる。
4　保存容器に2と3を入れ、30分ほど漬ける。

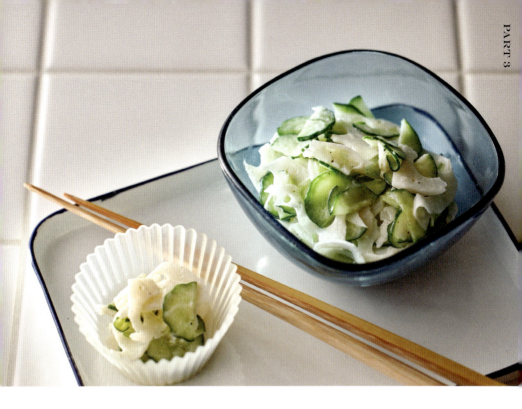

シャキシャキ蓮根サラダ

30秒の短い茹で時間と蓮根の薄さがポイント。
お弁当箱いっぱいに詰め込んでほしい一品

材料　作りやすい分量

蓮根 … 100g
きゅうり … 1本
A | マヨネーズ … 大さじ2
　 | エクストラバージン
　 | 　オリーブオイル … 大さじ1
塩（塩揉み用）… 適量
塩、こしょう … 各適量

作り方

1　蓮根は皮をむき薄い半月切りにする。鍋に湯を沸かし、塩（分量外）を入れ、30秒ほど茹でる。

2　氷水にとり水気を切っておく。

3　きゅうりは薄い半月切りにして塩揉みをし、軽く水洗いして水気を切っておく。

4　ボウルにAを入れよく混ぜ、2と3を加えてさらに混ぜ、塩、こしょうで味を調える。

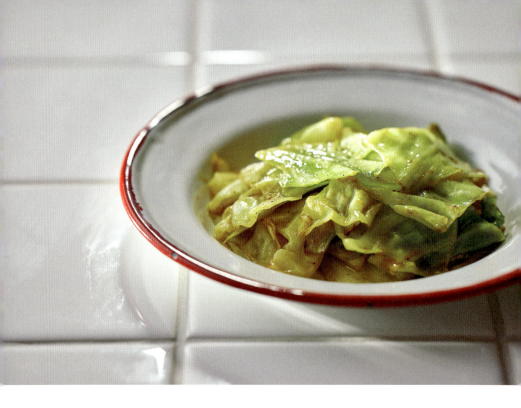

キャベツのカレー炒め

キャベツの食物繊維と少量のカレー粉のスパイスが
ダブルで胃にやさしいレシピ

材料　作りやすい分量

キャベツ … 250g
カレー粉 … 小さじ2
オリーブオイル … 大さじ1
塩、こしょう … 各適量

作り方

1　キャベツは食べやすい大きさにざく切りにする。
2　中火で熱したフライパンにオリーブオイルをひき、キャベツをしんなりするまで炒める。
3　**2**にカレー粉を加えさらに炒め、塩、こしょうで味を調える。

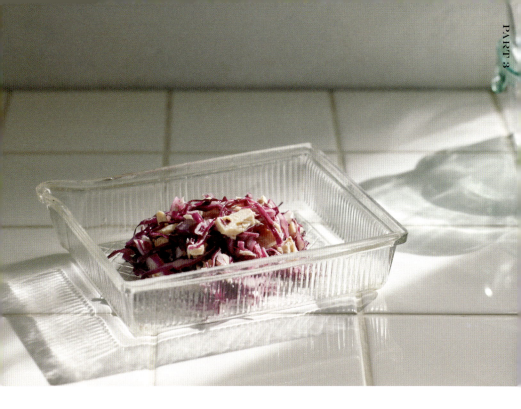

紫キャベツとツナのコールスロー

ポリフェノールが豊富で鮮やかな紫が目を引く定番おかず。
八百屋さんで紫キャベツを見つけたら即買いしてます

材料　作りやすい分量

紫キャベツ（キャベツでも可）… 180g
塩 … 小さじ1/2
ツナ缶（ノンオイル）… 1缶（80g）
A｜マヨネーズ … 大さじ1
　｜酢 … 小さじ1
　｜エクストラバージン
　｜　オリーブオイル … 小さじ1
塩、こしょう … 各適量

作り方

1　紫キャベツは千切りにし塩をふって3分ほどおき、水気を切っておく。
2　ツナ缶はざるにあけ水分を切っておく。
3　ボウルにAを入れてよく混ぜ、1と2を入れよく和える。塩、こしょうで味を調える。

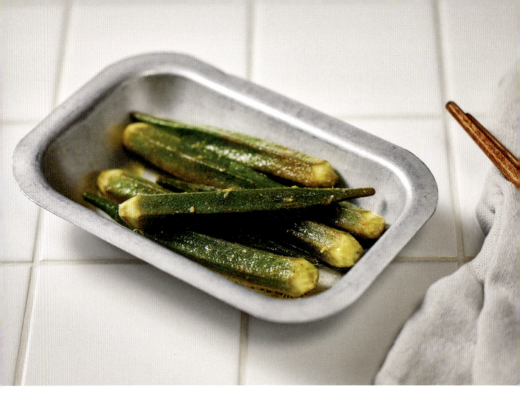

オクラのレモンマリネ

オクラはお弁当箱に入れるときは、切らずに長さを出して入れると
一気にお弁当がおしゃれになります

材料 作りやすい分量

オクラ … 1パック（7本）
A │ レモン果汁 … 大さじ1
　│ レモンの皮 … 少々
　│ エクストラバージン
　│　　オリーブオイル … 大さじ2
　│ 酢 … 大さじ1
　│ 塩、こしょう … 各少々

作り方

1　鍋で湯を沸かし、塩（分量外）を入れ、オクラを2分ほど茹でる。キッチンペーパーなどでしっかりと水気を切る。

2　ボウルにAを入れ混ぜ、1とよく絡める。

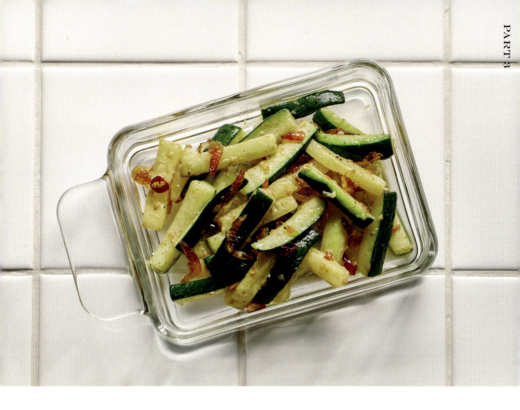

ズッキーニと干しエビのペペロンチーノ

カルシウムたっぷりの干しエビが
良いだしをきかせた彩りもかわいいレシピ

材料 作りやすい分量

ズッキーニ … 1本
ニンニク … 1片
オリーブオイル … 大さじ2
A │ 干しエビ … 大さじ1/2
　│ 鷹の爪（輪切り）… 1本分

作り方

1　ズッキーニを拍子木切りにする。ニンニクはみじん切りにする。

2　熱したフライパンにオリーブオイルをひき、ニンニクを炒める。

3　ニンニクの香りがしてきたらAとズッキーニを入れ、きれいなきつね色になるまで焼く。

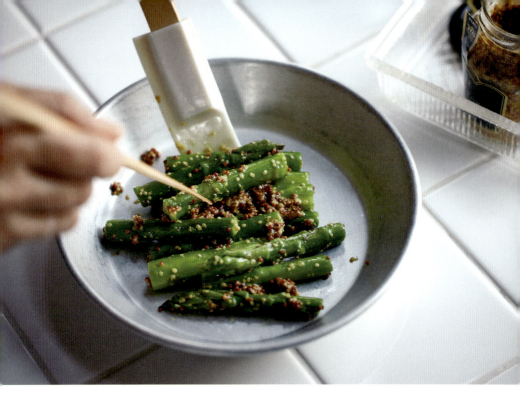

アスパラの粒マスタード和え

アスパラガスは塩茹ですることと、茹でたあとに
冷水でしめる工程がおいしさのポイント！

材料 作りやすい分量

グリーンアスパラガス … 1束（100g）
粒マスタード … 大さじ1

作り方

1　アスパラは根元の堅い皮をピーラーでむき根元を切って、半分にカットする。

2　鍋で湯を沸かし塩（分量外）を入れ、**1**を1分ほど茹でる。茹で上がったら氷水にとり、粗熱をとる。

3　粒マスタードと和える。

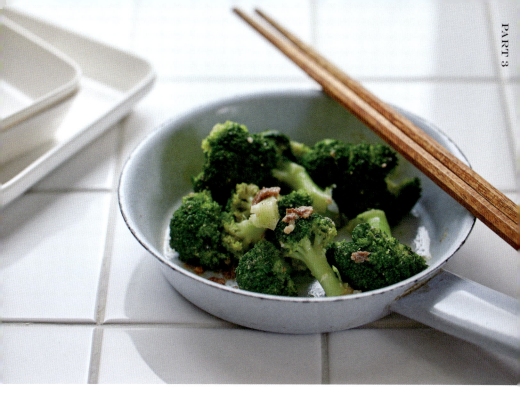

ブロッコリーのアンチョビ炒め

アンチョビの塩気と旨味がブロッコリーに絶妙に絡み合い
普段の炒めものとは一味違う深みになります

材料　作りやすい分量

ブロッコリー … 1株
アンチョビペースト … 大さじ1
おろしニンニク … 小さじ1
オリーブオイル … 大さじ2

作り方

1　ブロッコリーを食べやすい大きさにカットする。鍋に湯を沸かし、塩（分量外）を入れ2分ほど茹で、ざるにあげておく。

2　熱したフライパンにオリーブオイルを入れ、ニンニクとアンチョビを焦がさないように炒め、パチパチと音がしてきたら1を入れてさっと絡める。

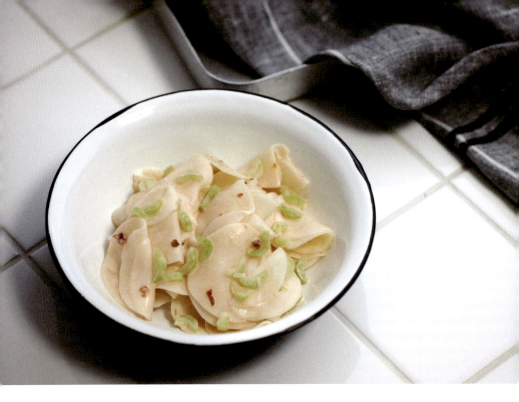

かぶのピリ辛サラダ

かぶは皮付きのまま調理することでシャキシャキの歯ごたえに。
さっと作れるヘルシーレシピの定番です

材料 作りやすい分量

かぶ … 3個
A | 豆板醤 … 小さじ1
　| マヨネーズ … 大さじ1

作り方

1　かぶは薄くスライスする。鍋に湯を沸かし、塩（分量外）を入れ、2分ほど茹でる。冷水にとり、水気をよく切っておく。

2　ボウルに1とAを入れ混ぜ合わせる。

※かぶの葉の部分もあれば、細かく切って一緒に塩茹でして利用する。

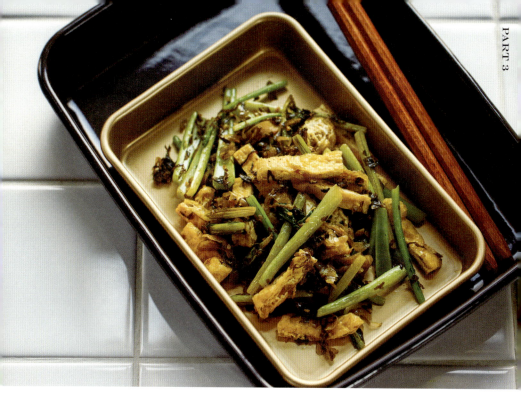

かぶの葉と油揚げの高菜炒め

高菜漬けをいかした調味料をほぼ使わないレシピ。
一度食べたら忘れられないおいしさ!

材料　作りやすい分量

かぶの葉 … 1束分
油揚げ … 1枚
高菜漬け … 大さじ2
ごま油 … 大さじ2

作り方

1　かぶの葉は5㎝幅に切り、水気を切っておく。
2　油揚げは湯通しし、細めに切る。
3　中火で熱したフライパンにごま油をひき、**1**と**2**をよく炒め、高菜を加えさっと炒める。

COLUMN

〈 常備したい隙間つめアイテム 〉

ダイエットの味方にもなる便利なアイテムを紹介します。
もう一品欲しいときにオススメです

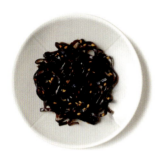

［塩昆布］
ミネラルや鉄分などの栄養素が豊富

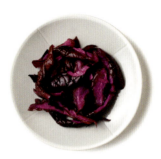

［しば漬け］
乳酸菌が含まれ免疫力アップ

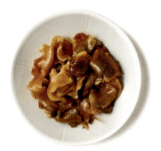

［ザーサイ］
糖質ゼロで低カロリー

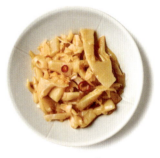

［メンマ］
食物繊維豊富で低カロリー

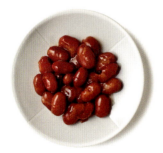

［金時豆］
高タンパク、低糖質でカリウムも含まれる

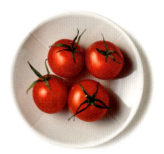

［ミニトマト］
クエン酸が豊富で脂肪燃焼促進効果も

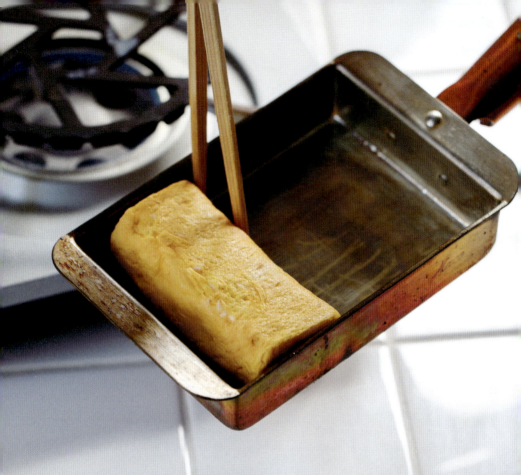

PART 4

ゆるっとやせる

卵・乾物・豆のおかず

卵や豆、高野豆腐、お麩は、高タンパクで低カロリーなので
ダイエットの強い味方。切り干し大根も食物繊維豊富で
毎日食べたいおかずです

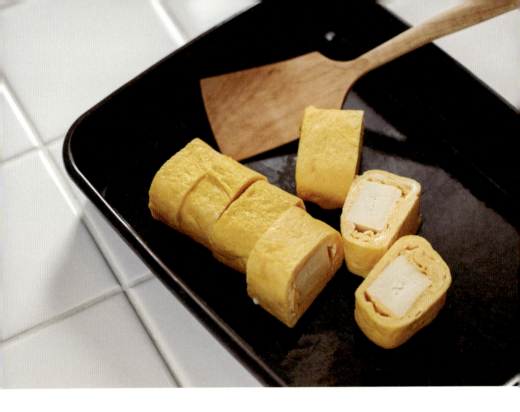

高野豆腐の卵焼き

高野豆腐に白だしを染み込ませて卵を巻きつけた、低カロリーなのに満足度高めなだし巻き卵

材料　作りやすい分量

卵（Mサイズ）… 2個
高野豆腐 … 20g
A｜白だし … 大さじ1
　｜水 … 100㎖
白だし … 小さじ1
オリーブオイル … 大さじ1/2

POINT
高野豆腐は、お湯でふやかすと驚くほど柔らかくふっくらします。

作り方

1　鍋に湯を沸かし沸騰したらすぐに火を止め、高野豆腐を入れる。鍋に蓋をして3〜4分そのまま放置して、高野豆腐をもどす。ざるにあげ粗熱がとれたら軽く押すように水気を切り、Aにつけておく。

2　卵をボウルで溶きほぐし、白だしを入れ混ぜる。だし汁につけておいた高野豆腐は菜箸で汁気を軽く押さえてカットする。

3　中火で熱した卵焼き器にオリーブオイルをひき、2の卵液の半分を流し入れ表面がフツフツしてきたら高野豆腐を中央より少し上におき、奥から手前に卵を巻き端に寄せる。残りの卵液を卵焼き器に流し入れ、表面がフツフツしてきたらくるくると巻き形を整える。

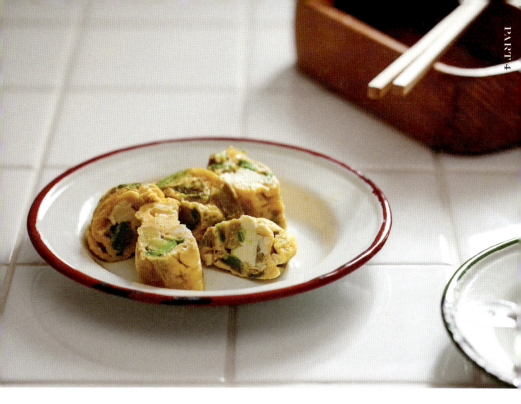

アボカドのオムレツ

アボカドの不飽和脂肪酸と卵の高品質なタンパク質の組み合わせで栄養バランスも最強！ まろやかでトロッとした食感がたまらない一品

材料　作りやすい分量

- アボカド … 1/4個
- 卵（Mサイズ）… 2個
- クリームチーズ … 1個
- オリーブオイル … 大さじ1/2

作り方

1. アボカドは1cm角にカットしておく。
2. 卵をボウルに入れてよく溶きほぐし、クリームチーズを手でちぎって入れ一緒に混ぜる。
3. 中火で熱したフライパンにオリーブオイルをひき、**1**を入れてよく焼く。焼き色が付いたら**2**の卵液を入れ形よく巻く。

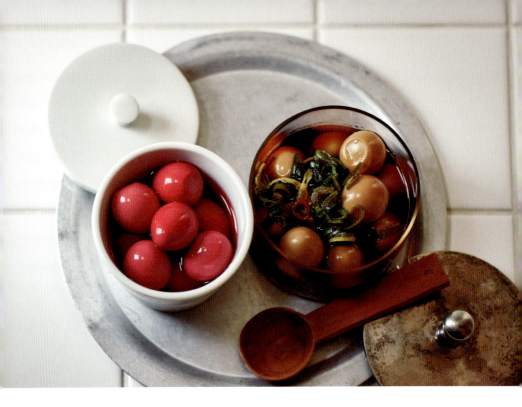

ピンクがかわいいうずらの卵

ビーツに含まれるベタレインという色素は
強力な抗酸化作用があり
細胞の健康を保つ助けになります！

材料と作り方　作りやすい分量

1　ビーツのピクルス液（70㎖・P108）、オリーブオイル（小さじ1）と塩、こしょう（各少々）にうずらの卵の水煮（10個）を入れて一晩漬け込む。

うずらの卵のしょうゆ漬け

うずらの卵はタンパク質、ビタミン、
ミネラルが豊富で免疫機能を
サポートする役割があります！

材料と作り方　作りやすい分量

1　鍋に水（40㎖）、長ねぎ（10g）、しょうゆ（大さじ1）、みりん（大さじ1）、料理酒（大さじ1）、ごま油（小さじ1）、山椒（少々）、鷹の爪（輪切り・少々）を入れ沸かす。火を止め粗熱をとったら、うずらの卵の水煮（10個）を入れて一晩漬け込む。

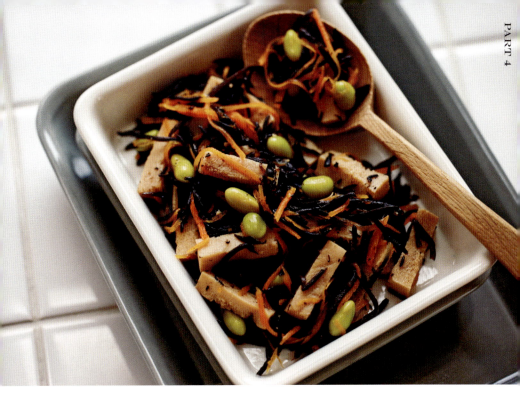

高野豆腐ひじき

低カロリー食材の高野豆腐を使った
鉄分豊富な定番おかず

材料　作りやすい分量

高野豆腐 … 20g
ひじき … 20g
にんじん … 30g
冷凍枝豆 … 20g
だし汁 … 300㎖
A ｜ 料理酒 … 大さじ1
　　みりん … 大さじ1
　　しょうゆ … 大さじ1

作り方

1. 高野豆腐はぬるま湯に5分ほどつけてもどす。手で絞り、小さめの短冊切りにする。ひじきは水でもどしておく。にんじんは千切りにする。
2. 鍋に1と枝豆を入れ、だし汁を入れる。Aを入れて水気がなくなるまで煮込む。

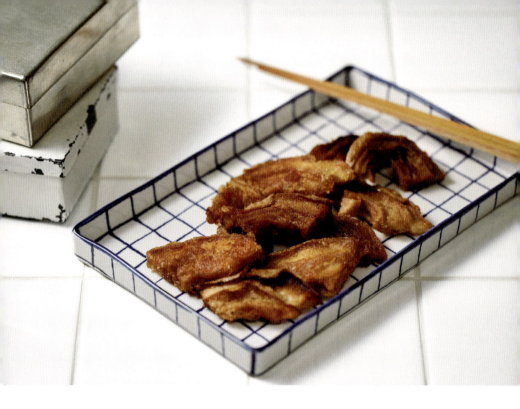

くるま麩の唐揚げ

まるでお肉を食べているような食感で満足度も高く、
タンパク質や食物繊維も同時に摂取できるすぐれもの

材料　作りやすい分量

くるま麩 … 2枚 (20g)
A｜おろしニンニク … 小さじ1
　｜おろし生姜 … 小さじ1
　｜料理酒 … 大さじ4
　｜みりん … 大さじ4
　｜しょうゆ … 大さじ3
　｜カレー粉 … 大さじ1
片栗粉 … 適量
揚げ油 … 適量

作り方

1　くるま麩はぬるま湯でもどして水気を切り、それぞれ4等分にカットする。

2　ポリ袋にAとくるま麩を入れよく混ぜ、10分ほどおく。

3　くるま麩の水気を切り、片栗粉をまぶして180℃に熱した油でカリッと揚げる。

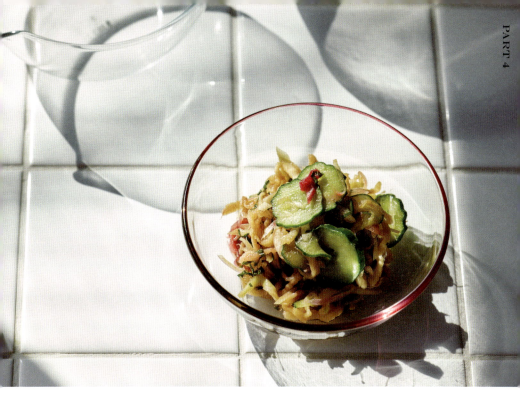

さっぱりおかずの切り干し大根

切り干し大根をサラダ感覚で気軽に食べられる
新定番レシピ

材料 作りやすい分量

切り干し大根 … 10g
きゅうり … 1本
茗荷 … 2本
生姜 … 1片
大葉 … 5枚
塩 … 適量
A ┃ しょうゆ … 大さじ1
　┃ ねり梅、ごま油 … 各小さじ1/2
　┃ 酢 … 小さじ1

作り方

1　切り干し大根はぬるま湯でもどし、軽く絞って食べやすい長さに切り、密閉袋に入れる。

2　きゅうりは約2mmの輪切りにして塩揉みし、しっかりと水分を切る。茗荷は斜め薄切り、生姜、大葉は千切りにする。

3　1の袋に2とAを入れ密閉して揉み込み、一晩漬ける。

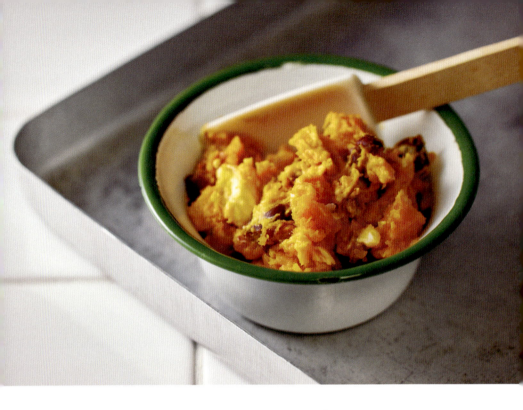

レッドキドニービーンズとかぼちゃのサラダ

満足感もあって甘みもあるので、
箸休めにピッタリなおかず

材料　作りやすい分量

レッドキドニービーンズ（水煮）
　… 1/2 パック（100g）
かぼちゃ … 200g（正味）
A｜メープルシロップ（蜂蜜で代用可）
　　… 大さじ 1/2
　｜クリームチーズ … 15g
　｜マヨネーズ … 小さじ 1
塩、こしょう … 各適宜

作り方

1　レッドキドニービーンズの水煮は水洗いし、ぬめりをとり、しっかり水気を切っておく。

2　鍋で湯を沸かし、皮をむいて食べやすい大きさにカットしたかぼちゃを12分ほど茹でる。茹で上がりの目安として、かぼちゃに串が通るくらいの柔らかさにするとよい。粗熱をとっておく。

3　**A**をボウルに入れ、よく混ぜ合わせ、**1**と**2**を入れよく絡め、お好みで塩、こしょうで味を調える。

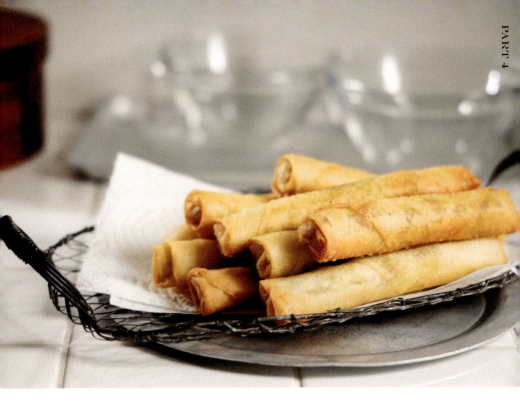

ひよこ豆のツナスティック春巻き

おいしくて簡単、ピーナッツバターが味の決め手に！
子どもも大好きな味

材料　作りやすい分量

ひよこ豆の水煮 … 150g
ツナ缶（ノンオイル） … 90g
春巻きの皮 … 10枚
A ｜ ピーナッツバター … 大さじ1
　｜ おろしニンニク … 小さじ1/2
　｜ カレー粉 … 小さじ1
　｜ クミンシード … 小さじ1/4
　｜ 豆乳 … 大さじ1
オリーブオイル … 小さじ2
揚げ油 … 適量

作り方

1　温めたフライパンにオリーブオイルを入れ、水洗いしたひよこ豆とツナ缶を汁ごと入れて2分ほど軽く炒め、粗熱をとっておく。

2　Aをボウルに入れよく混ぜ、1を加えてさっくりと混ぜる（ひよこ豆を潰さないように）。

3　2を春巻きの皮に包み揚げ焼きをする。中は火が通っているので、少ない揚げ油で春巻きの皮に焼き色が付くまで焼く。

COLUMN

〈 ピクルス 〉

誰でも簡単に作れるピクルスの基本。
いろんな野菜で挑戦してみて!!

ビーツのピクルス

材料と作り方　作りやすい分量

1. 湯を沸かした鍋にビーツ（1個）を入れ、30～60分ほど柔らかくなるまで茹でる。皮をむいて2cmほどの角切りにする。

2. 煮沸した保存瓶に1と白ワインビネガー（300ml）、水（100ml）、てんさい糖（大さじ2）、鷹の爪（1本）、塩（小さじ1/2）、ローリエ（1枚）、ディル（小さじ1/2）、ピンクペッパー（5粒）、ホールブラックペッパー（5粒）を入れ、冷蔵庫で一晩漬ける。

いろいろ野菜のピクルス

材料と作り方　作りやすい分量

1. 大根（200g）、にんじん（100g）を拍子木切りにする。きゅうり（150g）はヘタをとり、ピーラーで縞目にむいてから、拍子木切りにする。ラディッシュ（10粒）を洗い、葉がついていたら切り落とす。

2. 沸騰した保存瓶に1と白ワインビネガー（300ml）、水（100ml）、てんさい糖（大さじ2）、鷹の爪（1本）、塩（小さじ1/2）、ローリエ（1枚）、ピンクペッパー（5粒）を入れ、冷蔵庫で一晩漬ける。

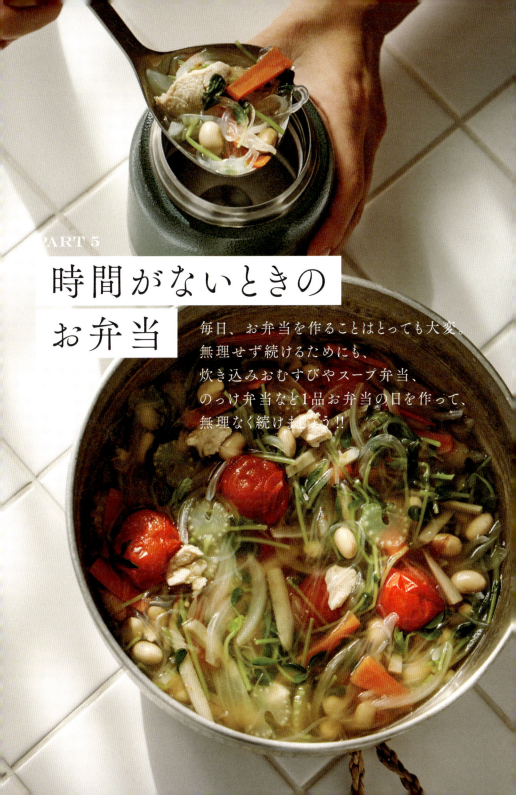

PART 5

時間がないときの
お弁当

毎日、お弁当を作ることはとっても大変。
無理せず続けるためにも、
炊き込みおむすびやスープ弁当、
のっけ弁当など1品お弁当の日を作って、
無理なく続けましょう!!

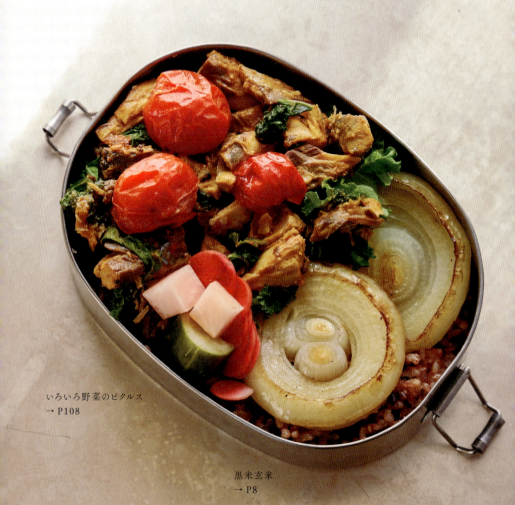

いろいろ野菜のピクルス
→ P108

黒米玄米
→ P8

ケールとサバの
ワンパンのっけ弁当

カレー風味がサバとの相性バッチリ!!
玄米ごはんとも合う、時間のないときの栄養満点弁当

材料 作りやすい分量

ケール … 2枚
サバ缶 … 1缶
ミニトマト … 3個
A │ カレールー(顆粒) … 大さじ1
  │ 水 … 50㎖
  │ ケチャップ … 小さじ1
玉ねぎ (1cm幅の輪切り) … 2枚
オリーブオイル … 小さじ1

作り方

1. 中火で熱したフライパンにオリーブオイルをひいて、玉ねぎを焼き、お弁当箱に盛り付けたごはんの上にのせる。
2. 同じフライパンにサバ缶を汁ごと入れ、Aを加えカレールーを溶かす(ルーが溶けにくいときは水を加えて調整)。
3. カレールーが溶けたらケールとミニトマトを加え軽く火を通し、粗熱がとれたらごはんの上にのせる。お好みでピクルス(P108参照)と一緒に盛り付ける。

POINT

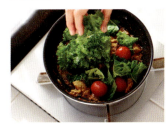

ケールは、一番最後にさっと炒めることで歯ごたえが残り、おいしく仕上がります。

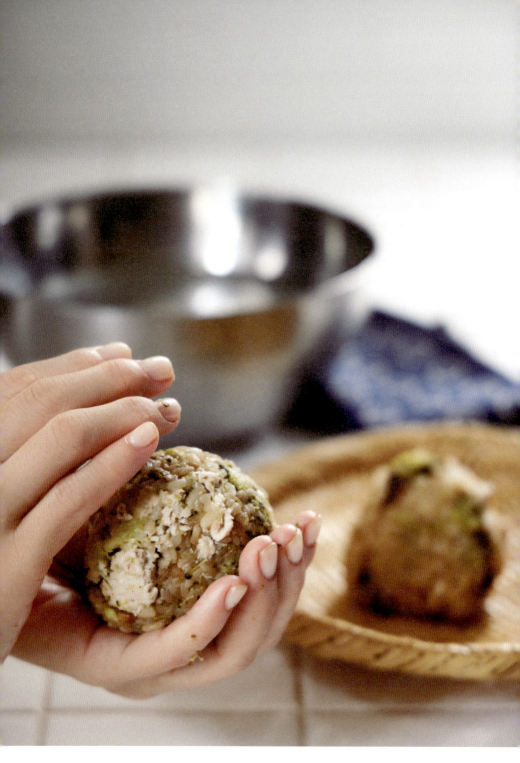

ブロッコリーとキクラゲ、鶏ひき肉の炊き込みごはんむすび

ひとつでも大満足！　野菜もタンパク質も一緒にとれる
炊き込みごはんをおにぎりにして、手軽に持っていこう!!

材料　作りやすい分量

米 … 3合
鶏ひき肉 … 150g
ブロッコリー … 1株
キクラゲ … 10g
A｜白だし … 大さじ2
　｜しょうゆ … 大さじ2
　｜酒 … 大さじ1
　｜みりん … 大さじ1

POINT

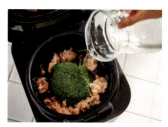

ブロッコリーは、丸ごとごろっと炊き込んでも、ほくほくになります。

作り方

1　ブロッコリーは根元の硬い皮を厚めにむく。

2　米を研ぎ、炊飯器の内釜に米、鶏ひき肉、ブロッコリー、もどしたキクラゲ、**A**を入れる。水を3合の目盛りまで入れて普通に炊く。

3　炊き上がったらしゃもじでブロッコリーを崩しながら底からすくい上げるようによく混ぜ、5分ほど蒸らす。

4　おにぎりを握る。

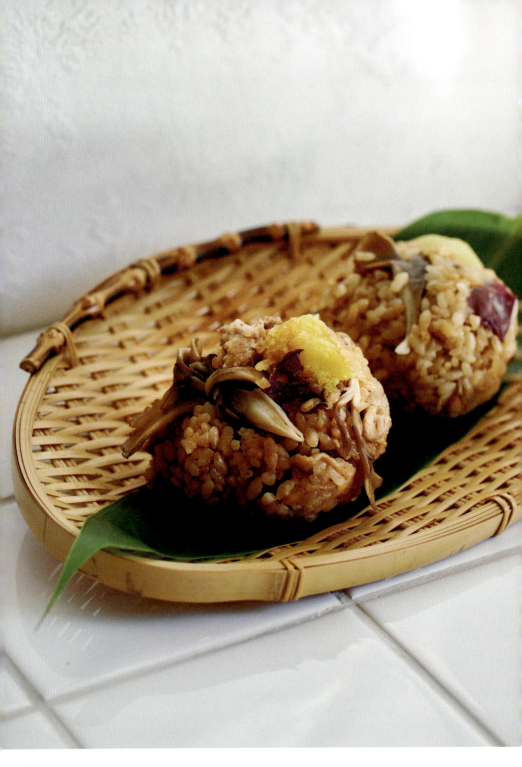

さつまいもとまいたけ、 豚肉の炊き込みごはんむすび

見た目もかわいいインパクトのあるおかずおにぎり。
さつまいものほくほくがクセになる

材料　作りやすい分量

米 … 3合
豚こま切れ肉 … 200g
さつまいも … 150g
まいたけ … 1パック
A｜白だし … 大さじ2
　｜酒 … 大さじ3
　｜みりん … 大さじ3
　｜しょうゆ … 大さじ3

POINT

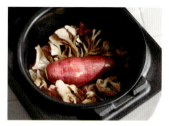

さつまいもは中央に置き、しいたけや豚肉で囲むようにしましょう。皮ごと炊き込んでも、ほくほくでおいしいです。

作り方

1 豚肉は細切りにする。まいたけは小さめに裂く。

2 米を研ぎ、炊飯器の内釜に米、豚肉、さつまいも、まいたけ、**A**を入れる。水を3合の目盛りまで入れて普通に炊く。

3 ごはんが炊けたら、しゃもじでさつまいもを崩しながら底からすくい上げるように混ぜ、5分ほど蒸らす。お好みで小ねぎをふっても。

4 おにぎりを握る。

ピリ辛野菜の春雨スープ

野菜とタンパク質がたっぷり入ったダイエットスープ

材料 作りやすい分量

- 鶏ササミ … 50g
- 玉ねぎ … 200g
- にんじん … 30g
- ごぼう … 20g
- セロリ … 20g
- 豆苗 … 1/2袋
- ミニトマト … 8個
- 春雨 … 10g
- 大豆水煮缶 … 1/2缶（100g）
- 鶏がらスープの素 … 小さじ2
- 水 … 600㎖
- 塩、こしょう … 各適量
- すりごま（白）… 適量
- ラー油 … 適量

作り方

1 鶏ササミは筋をとって食べやすい大きさにカットする。玉ねぎ、にんじん、ごぼう、根元と筋をとったセロリは薄切りにし、豆苗は5cmくらいの長さに切る。ミニトマトはヘタをとっておく、大豆水煮缶は水を切っておく。

2 鍋に水と鶏がらスープの素を入れミニトマト以外の1の全ての材料を入れて中火にかける。野菜が煮えたらミニトマトと春雨を入れ5分ほど煮立たせたら塩、こしょうで味を調え、最後にすりごまとラー油を入れる。

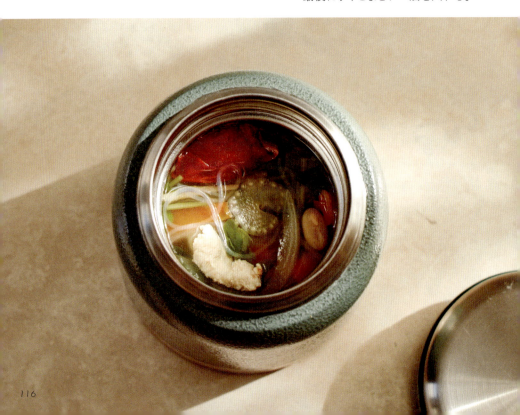

エビとごろごろ野菜の豆乳カレースープ

疲れた内臓が喜ぶホッとするやさしい味のスープ

材料 作りやすい分量

- なす … 2本
- むきエビ … 6尾
- ミニトマト … 6個
- 玉ねぎ … 200g
- エリンギ … 70g
- レッドキドニービーンズ（水煮）… 200g
- 塩 … 小さじ1/2
- 水 … 300㎖
- 無調整豆乳 … 300㎖
- カレー粉 … 大さじ2
- A
  - 白みそ … 大さじ1
  - ねりごま（白）… 大さじ1
  - 鶏がらスープの素 … 小さじ1/2
- オリーブオイル … 適量

作り方

1. 鍋にオリーブオイルを一回し入れて食べやすい大きさにカットしたなす、玉ねぎ、エリンギを入れ中火で炒める。
2. 火が通ったらエビとミニトマトを**1**に入れ、塩をふってさらに炒め、水洗いしたレッドキドニービーンズを入れて全体を混ぜ合わせる。
3. ボウルに**A**の材料と豆乳を入れよく混ぜ合わせておく。
4. **2**に水と**3**を入れ、蓋をして3分ほど煮る。カレー粉を入れ、さっと煮る。

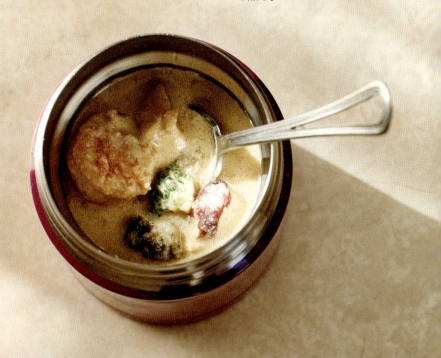

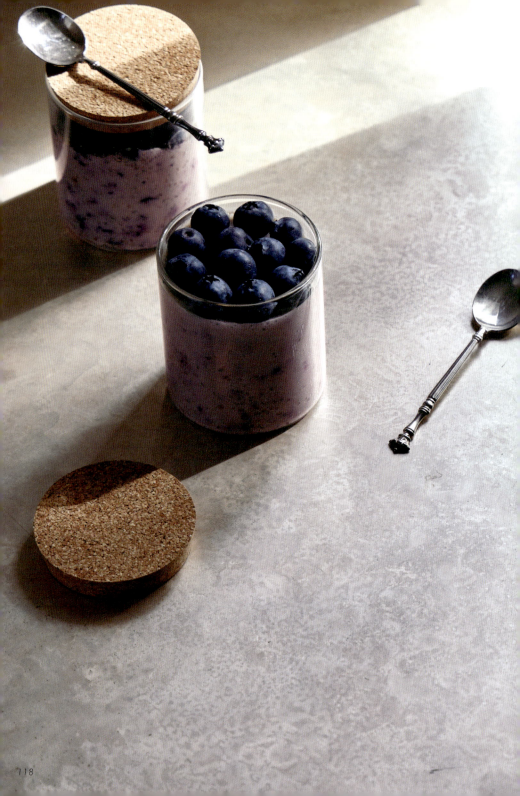

〈 スイーツ 〉　がまんせずにおいしく食べられる
ヘルシースイーツレシピを紹介します

ブルーベリーチアシードプディング

チアシードはシソ科のチアという植物の種子。少量でさまざまな栄養素がとれ、ダイエット、健康、美容のために取り入れたいスーパーフード。プチプチとした食感がクセになる！

材料 200ml容器2個分

アーモンドミルク（豆乳でも可）… 1カップ（200ml）
冷凍ブルーベリー … 1/2 カップ（70g）
A｜チアシード … 大さじ4（40g）
　｜メープルシロップ … 大さじ1
トッピング用ブルーベリー … 適量

作り方

1. ジューサーに冷凍ブルーベリーとアーモンドミルクを入れ攪拌し、ブルーベリーミルクを作る。
2. 大きめのボウルに1とAを入れ、泡立て器でよく混ぜる。
3. 5〜10分おいたら、さらに泡立て器でよく混ぜチアシードのかたまりをほぐし、冷蔵庫で2時間ほど冷やす。
4. 再度、泡立て器で全体が均一になるように混ぜ、お好みの容器に入れて冷蔵庫で一晩おく。ブルーベリーをトッピングして出来上がり。

POINT

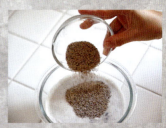

チアシードは、ブルーベリーミルクの中に入れてふやかす。

にんじんケーキ

このにんじんケーキは粉をふるう必要もなく、さっくり混ぜるだけで簡単！
黒糖の味の深みがクセになる腹持ちの良いおやつ

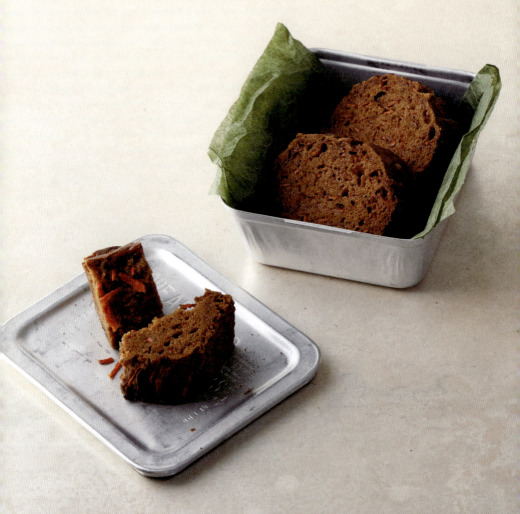

COLUMN

MEMO

[米粉]
パンやお菓子に独特のもちもち感をプラス。グルテンを気にしている方にもオススメ。

材料　作りやすい分量

にんじん … 260g
A ┃ 米粉 … 140g
　┃ 重曹 … 小さじ1
　┃ 塩 … ひとつまみ
ココナッツオイル … 60㎖
黒糖 … 60g
卵（Lサイズ）… 2個

作り方

1　にんじんは千切りにする。
2　Aを合わせて混ぜておく（ふるわなくて大丈夫）。
3　卵をボウルに入れて泡立て器でよく泡立て、色がクリーム色になってきたら黒糖を1/3の量を入れよく混ぜる。残りの黒糖を2回に分けて入れながらよくかき混ぜ、ココナッツオイルを少しずつ入れてさらによくかき混ぜる。Aの粉1/3の量を入れヘラで下からすくい上げるように10回ほど混ぜる。残りのAの粉を2回に分けて入れ、底からすくい上げるように15回ずつ混ぜる。
4　3のボウルに、にんじんの千切りを2回に分けて入れ、底からすくい上げるようにさっくりと混ぜる（全体的に混ぜすぎないようにする）。
5　4を18㎝のローフ型に入れて真ん中に人さし指1本分くらいの溝を作る。200℃に予熱したオーブンで40〜45分焼く。
6　焼き上がったら型から抜いて網の上に置き粗熱をとる。

POINT

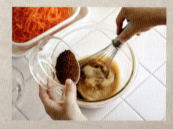

黒糖はなるべくダマの少ないものを使用します。

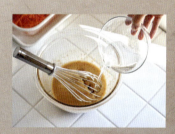

ココナッツオイルが固まっている場合は液状に溶かしてから使う。

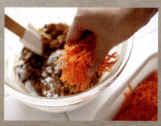

少し粉っぽさが残っている状態でにんじんを入れましょう。混ぜすぎない方がサクッとした食感が楽しめます。

作り方

〈 nacoお気に入り調味料 〉

いつものごはんがもっとおいしくなる。
ちょっと続けるのがツラくても、
飽きない味になるレシピが作れる

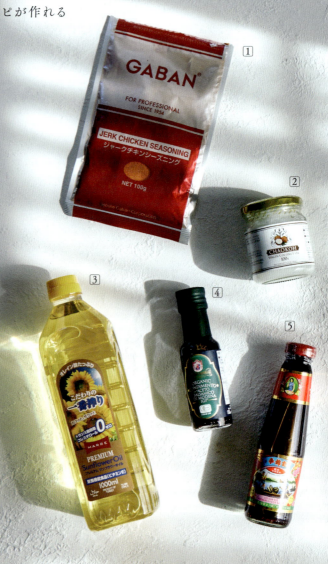

1 ジャークチキン
　シーズニング
　/ハウスギャバン

スパイスがひとつあるといろんなおかずに挑戦できる

2 チャオコー
　ココナッツオイル
　/アライドコーポレーション

料理だけでなくコーヒーや紅茶に入れてもおいしい

3 ひまわり油一番搾り
　（プレミアム）
　/マルレ

栄養機能食品でトランス脂肪酸、コレステロール0

4 ジャコバッツィ
　バルサミコ酢
　/ニップン

1本あればメニューのレパートリーが増える

5 李錦記
　特製オイスターソース
　/エスビー食品

濃厚な牡蠣エキスで、これだけで味が決まる

COLUMN

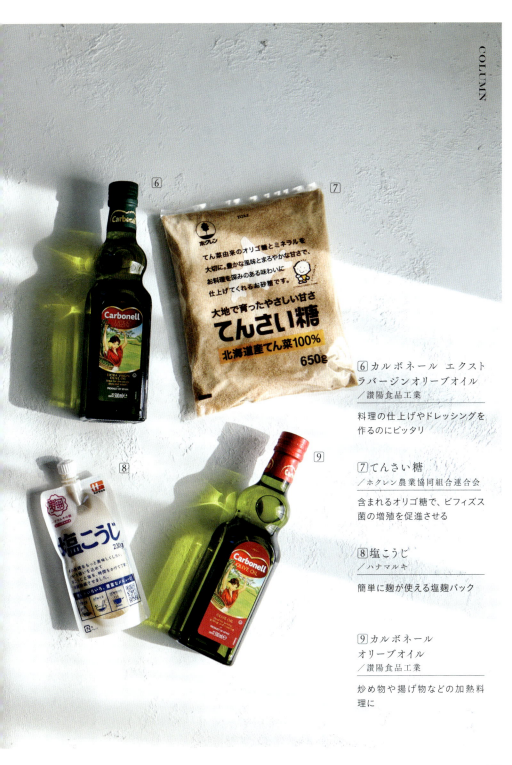

6 カルボネール エクストラバージンオリーブオイル
／讃陽食品工業

料理の仕上げやドレッシングを作るのにピッタリ

7 てんさい糖
／ホクレン農業協同組合連合会

含まれるオリゴ糖で、ビフィズス菌の増殖を促進させる

8 塩こうじ
／ハナマルキ

簡単に麹が使える塩麹パック

9 カルボネール オリーブオイル
／讃陽食品工業

炒め物や揚げ物などの加熱料理に

123

INDEX

【肉類】

● 牛肉
- 060　牛ごぼう巻き煮
- 061　牛肉のプルコギ

● 豚肉
- 020　豚肉コチジャン麹ソテー
- 062　ピリ辛豚しゃぶ
- 063　豚肉のブロッコリースプラウト巻き
- 114　さつまいもとまいたけ、豚肉の炊き込みごはんむすび

● 鶏肉
- 017　レモン生姜塩麹チキン
- 027　サラダチキン
- 039　一番やせたトマトスープ
- 048　鶏の明太大葉ロール
- 050　ヘルシー唐揚げジャマイカ風
- 052　鶏ササミとパセリの和えもの
- 053　鶏ササミのカレー炒め
- 054　蓮根鶏バーグ
- 056　鶏手羽中の黒酢煮
- 112　ブロッコリーとキクラゲ、鶏ひき肉の炊き込みごはんむすび
- 116　ピリ辛野菜の春雨スープ

【魚介類】

● イワシ
- 071　イワシ缶の梅煮
- 095　ブロッコリーのアンチョビ炒め

● エビ
- 026　エビとなすのピーナッツ炒め
- 033　大満足サラダボウル
- 073　エビチリ
- 093　ズッキーニと干しエビのペペロンチーノ
- 117　エビとごろごろ野菜の豆乳カレースープ

● サバ
- 068　サバ缶のトマト煮
- 069　サバ缶バーグ
- 110　ケールとサバのワンパンのっけ弁当

● サンマ
- 070　サンマの蒲焼き

● 鮭
- 023　鮭とまいたけのオイスターソース炒め
- 066　鮭のレモン塩麹焼き
- 067　鮭のみそコーン
- 076　鮭とあおさのりのふりかけ

● タコ
- 072　タコポキ

● ホタテ
- 024　ホタテの磯辺焼き

【野菜】

● アボカド
- 029　スライスアボカドチリパウダー
- 101　アボカドのオムレツ

● いんげん
- 026　いんげんのかつおぶし和え
- 037　いんげんのみりん焼き白ごま和え

● オクラ
- 092　オクラのレモンマリネ

● かぶ
- 033　大満足サラダボウル
- 096　かぶのピリ辛サラダ
- 097　かぶの葉と油揚げの高菜炒め

● かぼちゃ／さつまいも／里芋
- 026　さつまいものオレンジ煮
- 080　里芋コロコロ
- 081　里芋のきなこ団子
- 106　レッドキドニービーンズとかぼちゃのサラダ
- 114　さつまいもとまいたけ、豚肉の炊き込みごはんむすび

● きのこ
- 023　鮭とまいたけのオイスターソース炒め
- 032　きのこのマリネ
- 039　一番やせたトマトスープ
- 042　ごぼうとしいたけの甘辛煮
- 086　しいたけのおから詰め
- 087　まいたけの姿焼き
- 114　さつまいもとまいたけ、豚肉の炊き込みごはんむすび
- 117　エビとごろごろ野菜の豆乳カレースープ

● キャベツ／紫キャベツ
- 023　大葉と紫キャベツの梅和え
- 030　紫キャベツのナムル
- 036　キャベツのしば漬け和え
- 044　紫キャベツの塩揉み
- 090　キャベツのカレー炒め
- 091　紫キャベツとツナのコールスロー

● きゅうり
024　切り干し大根の酢漬け
033　大満足サラダボウル
052　鶏ササミとパセリの和えもの
089　シャキシャキ蓮根サラダ
105　さっぱりおかずの切り干し大根
108　いろいろ野菜のピクルス

● ごぼう
042　ごぼうとしいたけの甘辛煮
060　牛ごぼう巻き煮
116　ピリ辛野菜の春雨スープ

● ズッキーニ
027　ズッキーニのくるくる巻き
093　ズッキーニと干しエビのペペロンチーノ

● セロリ
027　セロリとチキンのマリネ
039　一番やせたトマトスープ
116　ピリ辛野菜の春雨スープ

● 大根／切り干し大根
024　切り干し大根の酢漬け
039　一番やせたトマトスープ
046　赤大根の浅漬け
105　さっぱりおかずの切り干し大根
108　いろいろ野菜のピクルス

● 玉ねぎ／赤玉ねぎ
035　ひよこ豆のファラフェル
041　枝豆のファラフェル
052　鶏ササミとパセリの和えもの
053　鶏ササミのカレー炒め
061　牛肉のプルコギ
086　しいたけのおから詰め
110　ケールとサバのワンパンのっけ弁当
116　ピリ辛野菜の春雨スープ
117　エビとごろごろ野菜の豆乳カレースープ

● トマト／ミニトマト
028　サラダボウル
039　一番やせたトマトスープ
052　鶏ササミとパセリの和えもの
068　サバ缶のトマト煮
084　ほうれん草と豆のトマト煮
110　ケールとサバのワンパンのっけ弁当
116　ピリ辛野菜の春雨スープ
117　エビとごろごろ野菜の豆乳カレースープ

● なす
026　エビとなすのピーナッツ炒め
039　一番やせたトマトスープ
117　エビとごろごろ野菜の
　　　豆乳カレースープ

● にんじん
018　昆布とにんじんの煮付け
024　切り干し大根の酢漬け
041　にんじんのグレープフルーツマリネ
044　にんじんのナムル
060　牛ごぼう巻き煮
078　キャロットラペ
079　バターを使わないにんじんグラッセ
103　高野豆腐ひじき
108　いろいろ野菜のピクルス
116　ピリ辛野菜の春雨スープ
120　にんじんケーキ

● パプリカ
021　赤パプリカのナムル
061　牛肉のプルコギ
083　2色パプリカのマリネ

● ピーマン
061　牛肉のプルコギ
082　ピーマンのナムル

● ブロッコリー
017　ブロッコリーのナムル
024　ブロッコリー明太マヨ和え
033　大満足サラダボウル
095　ブロッコリーのアンチョビ炒め
112　ブロッコリーとキクラゲ、
　　　鶏ひき肉の炊き込みごはんむすび

● ほうれん草
044　ほうれん草のナムル
084　ほうれん草と豆のトマト煮
085　ベーコンとほうれん草の
　　　バルサミコ酢炒め

● 蓮根
021　蓮根の酢漬け
037　蓮根の青のりがけ
054　蓮根鶏バーグ
088　蓮根のゆかり酢漬け
089　シャキシャキ蓮根サラダ

125

EPIROGUE

まずは、本書を最後までお読みいただき、心より感謝申し上げます。

四季を通じて楽しんでいただけるように、
野菜をおいしく食べられるような103品の
「健康的にやせるおかず」を厳選いたしました。

この本の制作にあたり、
特に意識したのは、素材の良さを引き出すシンプルな味付けです。

いかがでしたでしょうか?

普段のお弁当に1品でもこの「やせるおかず」を加えていただき、
皆様の健康的な食生活のお役に立てましたら嬉しく思います。
本書を手に取ってくださった皆様のお弁当作りが、
毎日の暮らしに彩りを添える特別な時間となりますよう、心より願っております。

また、このような素晴らしい本が完成するまで、
熱心にサポートしてくださった編集者様、
撮影をお手伝いくださったスタッフの皆様、
そして、いつも投稿を見て応援してくださる皆様に、心から感謝申し上げます。

naco

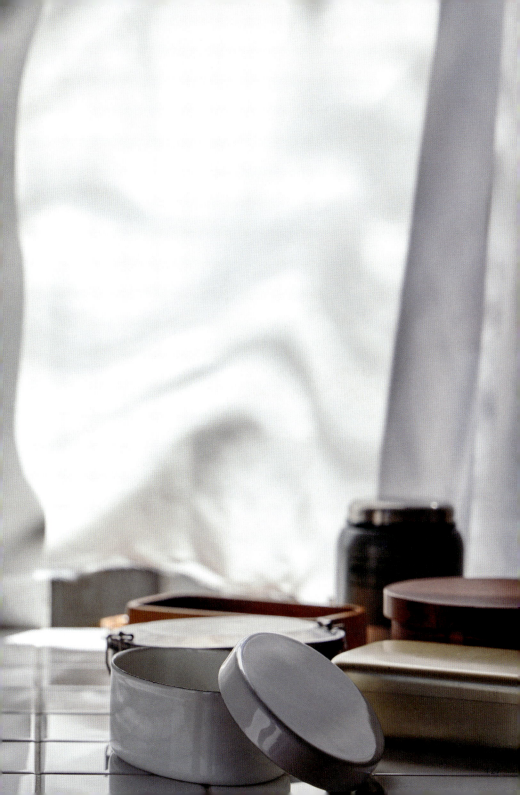

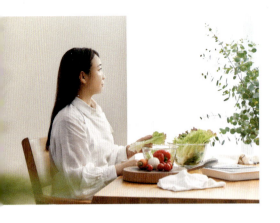

naco

家族も喜ぶ絶品サラダの第一人者。子どもを育てながら、毎日サラダを食卓に取り入れる生活を発信する野菜ソムリエ。レストラン勤務で培った盛り付けの技術と、バリエーション豊かなレシピは「おいしくて見た目も美しい」とSNSで大人気！家族もパクパク食べる、満足度の高い"ごちそうサラダ"を提案し、健康的な食事法として注目を集めています。
自身の体調不良をきっかけに始めた食生活の見直しで、無理なく3か月で10キロのダイエットに成功。その実体験をもとに「食べながらやせる」をテーマにしたレシピを多数紹介。著書『−10キロも当たり前！ごちそうサラダたっぷり食べるだけダイエット』は、多くのダイエッターから支持を得ています。
Instagramフォロワー25.9万人（2025年1月現在）。
Instagram：@naco.uma

STAFF

装丁・本文デザイン	高橋朱里（マルサンカク）
写真	石原麻里絵（fort）
スタイリング	木村柚加利
調理アシスタント	中原麻希　のはら
スペシャルサンクス	yuji
校正	聚珍社
撮影協力	UTUWA（03-6447-0070）
編集	糸井優子（WAVE出版）

−10キロも当たり前!!
健康ときれいを叶える
やせるお弁当

2025年2月25日　第1版　第1刷発行

著者　naco
発行所　株式会社WAVE出版
　　　　〒136-0082 東京都江東区新木場1-18-11
　　　　E-mail: info@wave-publishers.co.jp
　　　　https://www.wave-publishers.co.jp
印刷・製本　日経印刷株式会社

© naco 2025 Printed in Japan
落丁・乱丁本は送料小社負担にてお取り替え致します。
本書の無断複写・複製・転載を禁じます。
NDC498　127p　21cm　ISBN978-4-86621-507-5